JN130050

核医学検査ハンドブック

大西英雄●編

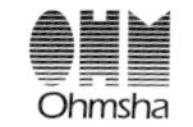

編者
大西　英雄（県立広島大学名誉教授）

執筆者（執筆順）
大西　英雄（県立広島大学名誉教授）
松友　紀和（杏林大学）
木田　哲生（滋賀医科大学医学部附属病院）
原田　貴子（倉敷中央病院）
小倉　利幸（札幌麻生脳神経外科病院）
甲谷　理温（山口大学医学部附属病院）
長木　昭男（倉敷中央病院）
中村　義隆（小倉記念病院）
佐藤　順一（旭川医科大学病院）
古田　明大（広島市立安佐市民病院）
矢田　伸広（島根大学医学部附属病院）
中嶋　真大（岡山大学病院）
前田　幸人（香川大学医学部附属病院）
神谷　貴史（大阪大学医学部附属病院）
赤松　剛　（放射線医学総合研究所）
須田　匡也（日本医科大学付属病院）
吉村　真奈（東京医科大学）
花岡　宏平（近畿大学）

はじめに

診療放射線技師は生体機能診断支援領域の職種に分類され，特に核医学検査は組織や臓器の生理学的情報とその情報を元に生化学的情報を定量数値化し，総合的な生体機能情報を提供する重要な検査であると位置づけられている．その検査手法は，放射線医薬品の開発と検査機器装置の発達により大きく進歩している．その結果，高度な検査手法や複雑なデータ処理などにより，理解し習得しなければならないことが多くなってきている．

このような現状を踏まえ，多くの診療放射線技師養成校において日本放射線技術学会が監修している「放射線技術学シリーズ　核医学検査技術学　改訂3版」（オーム社）が教科書として多く採用されている．しかし，前述した書物は座学向けを想定した出版物であり，臨床実習時での使用に関しては，大きさや重さによって多くの制約が生じている．そこで，臨床の場における携帯性に優れ，利便性を重視したハンドブックを発刊するはこびとなった．

本書は，診療に多く用いられている核医学検査の内容をコンパクトにまとめて，わかりやすく解説したハンドブックを心掛けている．特に，各検査の正常画像における画像解剖の知識の再確認と代表的な病態との対比も併せて示している．また，医療従事者をめざす学生諸氏に対しては，将来的に導入が期待される客観的臨床能力試験（Objective structured clinical examination：OSCE）において想定される設問などを幅広く取り入れ，臨床実習前後での知識の確認などに役立つと考える．このハンドブックが臨床現場の医療従事者および臨床実習の学生たちにとっては，いつもポケットに入れ，臨床現場で手軽に使用できる検査ハンドブックとして活用されることを願っている．

最後に，本書の執筆にご協力を戴いた全国の臨床現場の診療放射線技師の皆様に感謝申し上げると共に，本書の執筆にあたってご配慮いただいた株式会社オーム社の皆様に敬意を表します．

2019年2月

大西　英雄

目　次

第1章　核医学検査の基礎

1　放射線物理学と放射化学

1）放射線とは

放射線：電磁波及び運動エネルギーを持った粒子で，「光」と同じ性質を持つ電磁波（X線，γ線）と「粒子」の性質を持つα線，β線および重粒子線などがある．

電離放射線：放射線が物質に入射されると物質との相互作用で電離や励起などが生じる．その電離能力を自分自身で生じる直接電離放射線（荷電粒子：α線，β線，陽子線，など）と2次的に放出される粒子により電離を生じる間接電離放射線（非荷電粒子：中性子線，光子線（γ線，X線）とに分けられる．

放射線のエネルギー（eV）：電子を1Vの電圧で加速した運動エネルギー．$1\,\mathrm{eV} = 1.602 \times 10^{-19}$（J）

放射性同位体：原子番号（陽子数）が同じで質量数（陽子数+中性子数）が異なる核種で原子核が不安定で放射線を放出して崩壊する核種．

核異性体：質量数と中性子数が同じで原子核のエネルギー準位が異なり，長い寿命を持つ．

2）放射能とは

放射能：放射性核種の原子核が単位時間当たりにどれだけ崩壊するかを表す量．1Bqは1秒間あたり1個の原子核が崩壊する．$1\,\mathrm{Bq} = 1\,\mathrm{s}^{-1}$　$1\,\mathrm{Ci} = 3.7 \times 10^{10}$（Bq）

放射性崩壊：放射性核種の原子核が放射線を放出し，より安定な状態になる現象で，α崩壊，β崩壊およびγ崩壊がある．

α崩壊：^{4}Heの原子核（α粒子）を放出し崩壊

β崩壊：陰電子崩壊（β^{-}線と反電子ニュートリノを放出）
陽電子崩壊（β^{+}線と電子ニュートリノを放出）
軌道電子捕獲（軌道電子を捕獲して電子ニュートリノを放出）

γ崩壊：励起状態にある電子核が低いエネルギー状態に遷移する

半減期：放射性同位元素の数が半分になる時間．元素の個数N，崩壊定数λと半減期T，$\lambda = \ln 2/T$，元素の個数$N(t)$，放射能の時間変化$A(t)$は指数関数的に減衰する.

N_0は$t=0$の時の元素の個数　A_0は$t=0$の時の放射能

$$N(t)=N_0e^{-\lambda t}=N_0\left(\frac{1}{2}\right)^{\frac{t}{T}}$$

$$A(t)=A_0e^{-\lambda t}=A_0\left(\frac{1}{2}\right)^{\frac{t}{T}}$$

有効半減期：体内での放射性核種の放射能はその核種の物理的半減期（Tp）と体内での排泄など生物学的半減期（Tb）に従って減衰する．その両者を加味した半減期が有効（実効）半減期（Te）とする．特に内部被ばくは有効半減期が重要となる.

1/Te = 1/Tp + 1/Tb

3）放射線と物質の相互作用

放射線が物質中に入射されると，散乱，電離，励起および核反応などが生じ，放射線の種類により物質との相互作用は大きく異なる.

① **荷電粒子の相互作用**：荷電粒子は，陽子，重陽子，α粒子，電子および陽電子などがあり，それらの相互作用は電離や励起で自身の運動エネルギーを失っていく．PET検出の原理は，陽電子の物質との相互作用で陽電子消滅が生じ，それに伴って放出される消滅放射線（511 keV）を測定する.

② **光子（X線・γ線）の相互作用**：光子の物質との相互作用の過程は，干渉性散乱，光電効果，コンプトン散乱（非干渉性散乱），電子対生成および光核反応などがある.

光電効果：原子核のクーロン力で束縛されていた軌道電子が光子エネルギーを完全に吸収し，原子の外に飛び出す現象．核医学領域での使用γ線とNaI(Tl)シンチレータとの相互作用は光電効果が主である.

コンプトン散乱：原子内の電子（外殻電子）とX線およびγ線が弾性散乱を起こす現象であり，散乱後の光子エネルギーは低くなる．核医学検査で使用されるγ線による体内から放出される光子は，コンプトン散乱による散乱線が殆どである.

電子対生成：入射光子のエネルギーが1.022 MeVよりも

大きい時に光子が原子核近傍で消滅し，電子と陽電子を生成される現象．電子対生成で生じた陽電子は，自由電子と結合して，180 度方向に 2 個の光子（消滅放射線：0.511 MeV）となり消滅する（PET 検出の原理）．

③ **物質による X 線・γ 線の減弱**：物質内を X 線・γ 線が通過するとき相互作用により吸収や散乱の影響を受け，その強度は物質の種類の線減弱係数により減弱する．入射光子の強度を I_0，厚さ d を通過した時の光子の強度を I とすると，出力強度 I は $I = I_0 e^{-\mu d}$ で表現される．

ここで，μ は線減弱係数（cm^{-1}）でこのように物質内を通過する X 線および γ 線の強度は指数関数的に減少する．線減弱係数は，物質の原子番号（Z）や密度（ρ）により変化する．質量減弱係数（cm^2/g）は線減弱係数を密度で除した値である．

4）放射性崩壊

不安定な親核種が系列崩壊によって生じた娘核種に変化する場合，親核種と娘核種との放射能（$A(t)$）の量的な関係が時間的にほぼ一定の比率で推移する状態を放射平衡という．

親核種と娘核種の崩壊定数（λ）の大きさの関係により，過渡平衡と永続平衡に分けられる．

（親核種：λ_1，T_1，A_1，娘核種：λ_2，T_2，A_2 の場合）

過渡平衡：$\lambda_1 < \lambda_2$（$T_1 > T_2$）

$$\frac{A_2(t)}{A_1(t)} = \frac{\lambda_2}{(\lambda_2 - \lambda_1)} = \frac{T_1}{T_1 - T_2}$$

娘核種と親核種の放射能の比は一定で，$A_2(t) > A_1(t)$

永続平衡：$\lambda_1 \ll \lambda_2$（$T_1 \gg T_2$）

$$\frac{A_2(t)}{A_1(t)} = 1 \qquad A_2(t) = A_1(t)$$

放射平衡を利用した核医学診断用核種

放射平衡を応用した親核種（長半減期）から娘核種（短半減期）を抽出するミルキング方法がある．このミルキング手法を利用したジェネレータシステムが多く使用される．主にカラム抽出法が用いられる．

①核医学検査で最も使用頻度が高い ^{99m}Tc
^{99}Mo - ^{99m}Tc ジェネレータ：親核種（^{99}Mo：T＝66時間）
=> 娘核種（^{99m}Tc：T＝6時間）
生理食塩水で抽出，^{99m}Tc 抽出後，約24時間後には再度抽出可能，カラム抽出法
②肺血流及び肺換気シンチグラフィに用いる ^{81m}Kr
^{81}Rb - ^{81m}Kr ジェネレータ：親核種（^{81}Rb：T＝4.5時間）
=> 娘核種（^{81m}Kr：T＝13.1秒）
肺血流用（ブドウ糖溶液で液体抽出），換気用（酸素ガスでガス化抽出），カラム抽出法
③PET製剤（心筋梗塞など）に用いる ^{82}Rb
^{82}Sr - ^{82}Rb ジェネレータ：親核種（^{82}Sr：T＝25.5日）
=> 娘核種（^{82}Rb：T＝1.2秒）
生理食塩水で抽出，^{82}Rb 抽出後，約10分後には再度抽出可能，カラム抽出法

5）放射性医薬品の特徴

①無単体で高い比放射能
②標的臓器の高集積率と薬理作用がない
③γ線のみ放出し，α線およびβ線は放出しない
④γ線のエネルギー範囲は100～200 keVが望ましい
⑤物理半減期および有効半減期が短い

6）核医学に用いる主な放射性核種の製造方法

①サイクロトロンを用いて荷電粒子を安定元素（ターゲット）に照射する
サイクロトロン生成核種：^{11}C，^{13}N，^{15}O，^{18}F，^{67}Ga，^{81}Rb，^{111}In，^{123}I，^{201}Tl
②原子炉の中性子を安定同位元素に照射する
原子炉生成核種：^{32}P，^{51}Cr，^{59}Fe，^{99}Mo，^{131}I
③原子炉内での ^{235}U からの核分裂反応
核分裂生成核種：^{99}Mo，^{133}Xe
④放射平衡を応用する
ジェネレータ抽出：^{81m}Kr，^{82}Rb，^{99m}Tc

7）臨床現場で行う ^{99m}Tc 標識薬剤（コールドキット）

標識化合物製剤用キットを用いて ^{99m}Tc 標識化合物を合成することができる．しかし，近年は標識済みのシリンジ製剤が多用されている．

8）放射性医薬品の標識率

標識の妥当性の指標として，放射性核種純度，放射化学純度が用いられる．

$$\text{放射性核種純度} = \frac{\text{目的とする放射性核種の放射能}}{\text{全放射能}} \times 100$$

$$\text{放射化学純度} = \frac{\text{目的とする化学形の放射能}}{\text{標識に使用する核種の全放射能}} \times 100$$

それらの指標を測定するために放射性核種純度は γ 線スペクトロメータ，放射化学純度は薄層クロマトグラフィが用いられる．

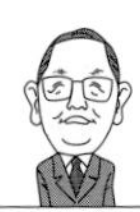

メモ

2 放射線計測学

1）放射線に関する単位

放射能：単位時間あたりに崩壊する放射性核種の原子数．
ベクレル（Bq）が用いられる．
$1\,\mathrm{Bq} = 1\,\mathrm{s}^{-1}$　　$1\,\mathrm{Ci} = 3.7 \times 10^{10}$（Bq）
放射能濃度：放射能核種の単位体積あたりの放射能
（$\mathrm{Bq/cm^3}$）もしくは（Bq/mL）
比放射能：放射能核種の単位重量あたりの放射能（Bq/g）
照射線量：空気中でのX線やγ線の電離能力を表す（C/kg）
吸収線量：電離放射線により単位質量［kg］当たりに付与されたエネルギー（Gy）
1 Gy＝1 J/kg：物質1 kgあたりに1 Jのエネルギーを付与
単位はグレイ（Gy）
カーマ：非荷電放射線により単位質量（kg）中に生じた荷電粒子の初期運動エネルギーの総和が1 Jの場合（Gy）上記の吸収線量と同じ単位を用いる．
1 Gy＝1 J/kg：物質1 kgあたりに運動エネルギー総和（1 J）
実効線量：全身の被ばく量の評価に用いる．人体の各組織や臓器が受けた等価線量に組織荷重係数を乗じて，全ての臓器や組織の総合計．単位はシーベルト（Sv）
核医学検査における吸収線量と実効線量：
放射性医薬品ごとにミルド（MIRD）法を用いてシミュレーションと実測値で計算し，放射性核種が排泄と減衰で消滅するまでの間の各臓器への吸収線量を算出する．
実効線量は，上記で求めた吸収線量に過重係数を乗じて，全身の臓器を合計することで算出する．

2）放射線検出の原理

①気体の電離を利用する
電離箱線量計：電離箱サーベイメータ，キュリーメータ，
ポケット線量計など
比例計数管：2πや4πガスフロー型比例計数管など
GM計数管：GMサーベイメータや
ハンド・フット・クロスモニタなど

②励起現象を利用する

シンチレータ：シンチレーションカウンタ，
シンチレーションカメラなど

半導体：半導体検出器，半導体SPECT装置など

熱ルミネッセンス現象：熱ルミネッセンス線量計（TLD）

光刺激ルミネッセンス：OSL線量計

ラジオフォトルミネッセンス：蛍光ガラス線量計（RPLD）

③化学反応を利用する

フィルムの黒化度：フィルムバッチ

3）γ線エネルギー測定

核医学画像は体内に投与された放射性核種から放出されるγ線エネルギーをシンチレータで捕らえて画像化するもので，放出されるγ線エネルギー分布は非常に重要である．体内からの散乱線分布などが測定可能．エネルギー分布からSPECT画像などの散乱線補正に応用する．

4）試料測定装置

ウェル形シンチレーションカウンタ：NaI(Tl)シンチレータが円柱状に加工され，同心円状の凹部（ウェル）に測定する試料等を挿入し，測定する．測定部が凹状のため，微量のγ線を効率良く測定可能である．使用するγ線スペクトルを設定することで計数値を得て，変換係数などを用いて放射能（Bq）も算出可能である．

5）放射能測定装置

ウェル形電離箱カウンタ：核医学検査で用いるバイアルやシリンジ（注射筒）内の放射能を測定する．キュリーメータやドーズキャリブレータとも呼ばれ，計数値やBq表示が可能である．電離箱式は臨床現場で多く用いられる．

6）計数値の統計誤差

放射線の放出はランダム現象であり，計数値Nが大きい場合，ガウス分布に従って統計的に変動する．核医学検査の計数値はガウス分布として扱ってよい．

そのため，計数値Nの統計誤差σは，$\sigma = \sqrt{N}$となり，相対誤差（偏差）εは，$\varepsilon = \dfrac{1}{\sqrt{N}}$で示される．

1 検査機器の技術

デジタル画像：シンチレーションカメラを考える上で，デジタル画像の特性を十分理解する必要がある．

標本化と量子化：核医学画像に例えれば標本化はマトリクスサイズで量子化は収集カウントと考えてもよい．マトリクスサイズが大きくなれば空間分解能は向上する．

収集カウントを多くすれば細かい濃淡が明らかになる．

標本化定理：標本化間隔（ピクセルサイズ）をdとすると空間周波数が1/2d以下の画像は表現できない．

ナイキスト周波数：標本化定理に従って表現できる最高周波数（$1/2d$）である．1画素（$d=1$）のナイキスト周波数は0.5（1/2）(cycles/pixel)．特にフィルタ処理時は画素サイズより（cycles/cm）を用いる．

1）シンチレーションカメラ

① **構成**：コリメータ，イメージング機構（シンチレータ，光電子増倍管（PMT），エネルギーおよび位置演算機構など），ガントリー，寝台システムおよびデータ収集および処理装置からなる．ほとんどがフルデジタル方式を採用している．

② **イメージングの原理**：体内に投与された放射性医薬品によりあらゆる方向から放出されるγ線を，コリメータを用いて一定方向からのγ線のみをシンチレータに入射させる．この入射したγ線がシンチレータの相互作用（光電効果）により吸収エネルギーに比例した蛍光を発し，電子信号に変換され，エネルギー選別及び位置演算部で処理されて画像化される．

③ **コリメータ**：検出器に入射するγ線の指向性をもたせてある．使用する核種のエネルギー帯域，有効視野，感度および空間分解能により使い分けて使用する．

隔壁：γ線エネルギーが高いと厚くする．

穴径：小さくなるほど高分解能（低感度）．

厚さ：厚くなるほど高分解能（低感度）．

エネルギー分類：低エネルギー（Low energy：LE），

低中エネルギー（LME），中エネルギー（ME），
高エネルギー（HE）　LE < LME < ME < HE

感度および空間分解能分類：感度と空間分解能は相反する関係．感度重視型（HS），汎用型（GP），高分解能型（HR）
感度：HR < GP < HS　空間分解能：HS < GP < HR

有効視野の分類：平行多孔型（検出器視野と同じ），ファンビーム型（焦点型：拡大効果），コーンビーム型（焦点型：拡大効果）など．

総合空間分解能（Rs）：シンチレーションカメラの固有空間分解能（Ri），コリメータの空間分解能（Rg）との関係は$Rs^2 = Ri^2 + Rg^2$が成り立つ．

コリメータ面からの距離と総合空間分解能：Planer や SPECT データ収集時に，コリメータ面と被写体は可能な限り近づけて撮像する必要がある．撮像距離が離れると空間分解能が劣化し画像のボケが増加する．

④**散乱線による画質の変化**：核医学検査などで使用されるγ線のエネルギー領域における人体に対する相互作用は，コンプトン散乱が支配的であり，その散乱線により画質が低下する．そのためエネルギーウインドウの設定が大きく画質に影響する．

2）SPECT 装置

イメージング原理：体内に投与された放射性医薬品から放出されるγ線をシンチレーションカメラにて被検体の周囲を回転することでSPECTデータ（投影データ）が収集され，画像再構成処理（各種補正処理も含む）を行うことにより2次元断層画像を得る．

①**SPECT データ収集**

サイノグラム：ある断面における収集角度方向（0 ～ 360 度）とγ線の分布．サイノグラムを画像再構成することで断面画像を得る．γ線分布の輪郭抽出にも使用．

ライノグラム：体軸方向（頭尾方向）と収集角度方向におけるγ線分布．被検体の体動を検出する．

収集軌道：円軌道，楕円軌道があり，自動近接法が多く用いられる．

収集角度：一般的に 360 度収集，心臓関連は 180 度やその他

の角度が用いられる．定量性を求めるなら360度収集を基本とする．

回転収集法：ステップ回転収集と連続回転収集法がある．放射性医薬品の時間経過の画像は連続回転取集が有用であり，マージ（画像加算）することで各時間（位相）の画像を得られる．特に脳血流SPECTや心電同期心筋SPECTなどに用いる．

画素サイズ：SPECT画像のマトリクスは64×64，128×128が用いられる．画像サイズが小さいと高分解能になるが，感度は低下する．画素サイズは，基本的にSPECT収集システムの総合空間分解能の1/2以下で画素サイズを決定する．

角度サンプリング：角度サンプリング数（投影データ数）に影響する．角度サンプリング数はその収集系が持つナイキスト周波数や画素サイズにより決定される．

② 画像再構成処理

統計雑音軽減フィルタ：投影データ（前処理フィルタ）及び再構成画像（後処理フィルタ）などに混入している統計雑音を軽減するため使用する．通常はButterworthフィルタが多く用いられ，統計雑音を遮断周波数の設定により制御する．周波数表現はcycles/cmが用いられる．

画像再構成法：フィルタ補正逆投影法（filter back projection：FBP）と逐次近似法（iterative reconstruction）が主に使用されている．

FBP法：逆投影で生じるボケを補正するために再構成フィルタを用いて行う．主にRamachandranフィルタが再構成フィルタとして使用され，統計雑音軽減フィルタとの併用が用いられている．

逐次近似法：計算された投影データと実測値の投影データを繰り返し比較することで，その差を最小にする方法．繰り返し回数（iteration）とサブセット設定して再構成を行う．繰り返し回数を増加しすぎると再構成雑音が増加する．

③ 各種補正処理

SPECT画像の投影データにおいて，被検体に投与された放射性医薬品から放出されるγ線は体内で散乱や減弱の大きな影響を受ける．また，回転半径の距離によるボケも大きなSPECT画像劣化の要因の1つである．

散乱線補正：エネルギーウインドウ設定（main and sub window）から散乱線を推定して補正を行う．TEW（triple energy window），DEW（dual energy window）法などが多く用いられる．散乱によるビルドアップ係数により補正するTDCS（transmission dependent convolution subtraction）法などもある．

減弱補正：投影データを用いるSorenson（前補正）法，再構成画像を用いるChang（後補正）法，外部線源を用いるTCT（transmission computed tomography）およびX線CTを用いたCTAC（computed tomography attenuation correction）法などがある．

空間分解能補正：距離（回転半径）による影響を距離と応答関数の関係を用いて補正する方法が多く使用されている．ギブスアーチファクトが生じる場合があるので注意を要する．

各種補正処理は逐次近似型再構成法の中に，散乱，減弱及び空間分解能劣化の補正項（検出確率）に組み込むことで，一連の処理を自動化する方法が用いられている．

3）半導体SPECT装置

① **構成**：コリメータ，半導体検出器，ガントリ，波高・位置演算回路，データ処理部，寝台から構成される．半導体検出器には，テルル化カドミウム（CdTe）やテルル化カドミウム亜鉛（CdZnTe：CZT）が使用されている．半導体検出器は光電子増倍管を必要としないため，コンパクトなシステムを作ることができる．

② **原理**：半導体検出器に入射したガンマ線は光電効果を起こし，光電子を発生させる．この光電子により一対の電子と正孔が発生し，電極に集めて検出電流（パルス電流）として検出する．半導体装置の固有空間分解能は検出器のサイズにより決定される．現在，マルチピンホールコリメータやピクセルマッチドパラレルコリメータを搭載した心臓SPECT専用機や汎用型SPECT（SPECT/CT）装置が臨床で使用されている．

③半導体装置の利点

エネルギー分解能：半導体装置のエネルギー分解能は3～5%とアンガー型シンチレーションカメラ（8～10%）より優れている．そのため，光電ピークのエネルギーが近い^{99m}Tc（140 keV）と^{123}I（159 keV）の2核種同時収集が可能である．

総合空間分解能：コリメータ構造を半導体検出器と一対にすることで，アンガー型シンチレーションカメラの2倍程度高い空間分解能を得ることができる．

感度：本来，半導体検出器自体の感度は低く，ガンマ線の検出効率はNaI（Tl）シンチレータと同程度である．しかし，半導体はガンマ線の変換効率が高い（約45倍）ため，高いエネルギー分解能を得ることができる．また，コリメータ構造やガントリ構造を工夫することで，アンガー型シンチレーションカメラよりも高感度な装置が登場している．

計数率特性：アンガー型シンチレーションカメラとは異なり，各検出器が独立してガンマ線を検出するため，高い計数率特性が得られる．

4）PET/CT装置

①**構成**：イメージング機構（検出器ブロック，波高分析，位置演算，同時計数回路），寝台，X線CT部，コンソールから構成される．検出器ブロックは，複数の検出器と光電子増倍管により構成され，リング状にガントリ内に配置される．多列型X線CT装置と組み合わせたPET/CT装置が現在の主流である．

②**原理**：原子核から放出されたβ^+線（陽電子，ポジトロン）は，電子と結合し消滅して一対の消滅放射線を放出する．この消滅放射線を同時計数することでPET画像が作成される．同時計数には，真の同時計数，散乱同時計数，偶発同時計数があり，真の同時計数は正しく消滅放射線が発生した位置（line of response：LOR）を表しているのに対して，散乱同時計数と偶発同時計数は，本来の位置とは異なるLORを示しているためノイズ成分となる．

③各種補正

偶発同時計数補正：通常の同時計数回路に対して，タイムウインドウを一定時間ずらした同時計数回路（遅延同時計数回路）を用いて偶発同時計数を補正する（遅延同時計数法）.

CT減弱補正：消滅放射線（511 keV）に対する減弱係数マップをCT画像から作成して減弱を補正する．PETでは同時計数を行っているため，その減弱は被写体厚の影響を大きく受ける.

散乱線補正：エネルギーウインドウ法や減弱補正に用いる減弱係数マップを用いて散乱線成分を推定するsingle scatter simulation（SSS）法などがある.

位置分解能補正：PETでは検出器がリング状に配置されているため，視野辺縁の空間分解能が劣化する．この劣化を点広がり関数（point spread function：PSF）として事前に求めておき，画像再構成に組み込むことで空間分解能劣化を補正する方法が広く用いられている.

Time of flight（TOF）情報：消滅放射線を同時計数する際の検出器間で生じる時間差を測定することで消滅放射線の発生位置を推定する方法．TOFはノイズ低減効果があるが，LSOやLYSOなど発光減衰時間の短いシンチレータが必要となる.

④画像評価

雑音等価計数（noise equivalent count rate：NECR）：PETの計数率特性を表現する指標で，真の同時計数，散乱同時計数，偶発同時計数から算出する．全信号に対する正しい信号の割合を示しており，PETの性能評価項目としてよく用いられる.

画質評価ファントム：National electrical manufactures association（NEMA）に準拠したbodyファントムが用いられる．このファントムは，コントラストや陽性描出能，バックグラウンド変動性，減弱・散乱線補正精度などの評価ができる.

1　核医学検査と放射線被ばく

1）体内生体情報と放射線被ばく

核医学検査は，体内投与された放射性医薬品の集積機序により，初回循環または体循環や目的臓器の病巣へ集積する動態解析によって臓器機能またはその代謝機能の情報を提供してくれる検査である．体内投与された放射性医薬品は，その情報の信号源となるが，その代償として患者は放射線被ばくを受けることとなり，患者本人および周囲環境の安全管理が必要となる．

我々は，病態を画像化または数値化して適切な診断を行うために，体内の動態分布を正確に捉える必要がある．そのためにはその体内分布を阻害または逆に修飾する要因を除外することや，画像データの作成，体内分布を正確に捉えるために必要な諸要因の維持管理を行う必要がある（表1）．そのため放射性医薬品の投与量やCT融合装置ではCTの線量に対し「放射線被ばくの適正化」と放射線防護の遵守による従事者と環境に対する放射線管理が求められる．

表1　核医学検査を適正に施行・成功への要素

安全に正確な生体情報を得るために心がける項目
患者さんの検査への理解・協力（前処置）
放射性医薬品の種類と品質・放射能量
患者誤認対策
装置の安定・維持
物理現象および装置性能限界を考慮したデータサンプリング
薬剤動態に応じた収集プロトコル
検査データの解析，画像作成
治療への貢献する検査結果
インシデント・アクシデントによる検査中止の回避

2）放射線被ばくの適正化

画像および定量値（診断指標）の信頼性を高めるために，使用する放射性医薬品の選択と使用放射能量の適正化は重要である．また，それらの不適切な選択は，目的の診断ができなくなり，放射能量が少ない場合，信号/雑音比が低く偽陰性画像を招く．また，使用放射能量が必要以上に多い場合は，過剰被ばくとなり，ともに患者に不利益をもたらすこととなる．各検査で使用する放射性医薬品量は，容量や質量ではなく，放射能量で定められている．放射性医薬品は，放射壊変により経時的に減衰する特性がある．検定日時に一定の検定放射能量が担保されるように製造販売メーカから各医療機関に供給される．その放射能量は，医療機関において検査予約時刻に応じて放射性医薬品を患者に投与するため，投与時刻によって異なる．そのため，被ばく管理として，検定放射能と実際に投与した放射能量の把握が必要であることが現在，重要となっている．

特に投与量は，医師の裁量によって多少の増減を行うことも考慮した上で，処方する放射能量を年齢や体格に応じて調整し投与することが，適正な核医学検査の施行には欠かせない．一方で，研究情報ネットワーク（J-RIME）は，国内実態調査結果に基づく診断参考レベルを2015年に公開している．現在，これを標準的な投与時の放射能量の目安とする施設が多くなっている．投与する放射能量は，一定のルールにより決定され，検査毎に使用薬剤名，体重や年齢ごとの処方放射能量の一覧を作成しておくことで放射線被ばくを考慮した適正な投与が可能となる．また，投与された放射能量の記録および管理として，実際の投与直前に放射能測定を行うか，投与前の実測または検定時刻放射能と投与時刻からの減衰計算で投与時放射能量を算出し，記録として残すことが求められている．

2　小児核医学検査

1）小児に対する投与量

小児は，発育過程における成人の小型化されたものではなく，放射線に対する感受性は成人に比べて高いとされている．2013年の国連科学委員会（United Nations Scientific Committee on the Effects of Atomic Radiation：UNSCEAR）の国連総会への報告では，単位放射能での成人の実効線量に比較して幼児の線量は10倍に達している可能性もあるとも報告している．さらに，小児は甲状腺，脳，皮膚，乳がんおよび白血病の発症に対してより感受性が高いことが明らかとなっている．これら確率的影響を考慮して，投与する放射性医薬品は必要最小限の放射能量を用いることが推奨されている．しかし，その減量の基準は成人投与放射能量を基本としたものであり，患児の年齢，体重，体表面積および実効線量の抑制などを根拠として算出されている．わが国では2013年に日本核医学会（JSNM）から「小児核医学適正施行のコンセンサスガイドライン」が作成および公開され，体重別投与量の目安が公開されており，投与量は世界的な傾向として減量方向へ進んでいる．一方で画質の確保も必要でそのバランスが求められる．

2）鎮静のリスクの低減

乳児または幼児に対する検査を行う際に鎮静が必要な場合がある．鎮静は，一見，睡眠と同じように見えるが，薬剤により強制的な入眠のため，鎮静薬による上気道閉塞が生じることもある．また，患者の持つ病態によっては呼吸停止，心停止の危険性があり，使用に関しては必要性，鎮静剤の量に考慮した上での検査計画と実施が必要とされている．特に，検査時に使用する鎮静薬に関する留意事項は「MRI検査時の鎮静に関する共同提言」に集約されている．その内容は核医学検査においても適応できる部分が多く，鎮静が必要な場合には同様の留意および対策が必要であり，これを参考に核医学検査に適応することが望まれる．加えて，核医学検査の場合は，鎮静薬の投与量を少なくするために，現場の工夫で入眠しやすい生理的な状況を作ることも可能である（表2）.

表2 鎮静を行う前に実践したい小児核医学対策

鎮静リスクの低減対策
検査室の照明の調整 検査室の静粛（電話・医療用PHSのマナーモード機能の活用） 検査前日・当日検査前の睡眠制限 鎮静方法・薬の選択 検査開始時間（昼寝時間など生活リズムを考慮） ヒーリング環境（映像の視聴による鎮静の代替効果）

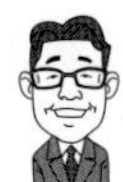

メモ

3 核医学検査とリスクマネジメント

1) 核医学検査時のリスク

リスクの受容は個人差があり，この個人差を埋めて安心して検査を受けてもらうために患者目線での説明が必要不可欠である．我々は検出器が体に近接すること，寝台が狭く高いことで接触事故や転落事故に注意する必要があり，検査時間が長いことなど精神的な負担も大きい．また，誤薬や調製不良，誤投与および血管外漏出などで目的の薬剤分布が得られない可能性があるため，「検査薬の適正な選択と確実な投与」が必要である．

放射性医薬品の投与以降，患者は放射線に曝されるため，「測定装置の稼働と性能の安定性」は事前に保証されていなければならない．検査依頼時の説明不足は患者の不安と不信を招く．その解決には検査前の丁寧な事前説明により理解を得ることが重要である．

2) 核医学検査前後のリスクマネジメント

「患者への説明項目」

①放射性物質を体内に入れる行為（体内での代謝と減衰に関する説明）
②前処置の必要性と内容
③大まかな検査予定と所要時間
④検査方法・機器の近接による精神的切迫
⑤検査費用
⑥検査後の注意点（検査後の体内残存と排泄物の説明）
病棟スタッフや介助される家族にも放射性医薬品が排泄され，そこからは放射線が出ていることとその取り扱いの注意事項を伝える．

「検査薬の適正な選択と確実な投与」

①放射性医薬品の発注：検査に用いる放射性医薬品は検査（投薬）当日の朝に供給されるものが多く，前日の発注は確実に行う．
②放射性医薬品の調製：テクネシウムジェネレータから溶出した過テクネシウム酸ナトリウム溶液とバイアル薬剤との

調製は，添付文書にある注意事項を守り，適正に調製作業を行う．また，その過程の品質保証として調製記録を残す．

③ 誤投与防止：準備された投与前の放射性医薬品は，付箋の貼付などが有効であり，受付，処置室への呼入れや注射の場面ごとに氏名の確認と照合を行う．

⑤ 副反応や血管迷走神経反射への備え：投与時の患者の反応，表情を確認して変化の兆候があった時はすぐに投与を中止させ体調変化に対応する．また，突然の意識消失に備えて，患者から目を離さないようにする．

⑥ 投与後の廃棄物等の分別：注射針やシリンジ等の「使用済」，「未使用」の分別，放射性廃棄物分別等を速やかに行い，整理，後片付けを習慣づける．

「測定装置の稼働と性能の安定性」

① 始業前点検：装置の起動時の自己診断プログラムの実行，装置のセンサーの確認，安全機構の作動確認，テスト線源による画像の確認，テスト走査による汚染の有無の確認，データ収集，保存領域の容量の確認．

② 終業時点検：装置汚染や破損の確認，検査環境の清掃，整理整頓．

③ 定期的な点検：均一性の試験（点線源による固有均一性もしくは面線源による総合均一性による感度ムラやコリメータ破損の確認），エネルギーピークのずれの確認や補正（自動補正する装置もある）の確認，SPECT 回転中心の確認，周辺機器（放射能測定器や自動投与装置やトレッドミル装置など）．

④ 装置メーカとの連携：定期的に機器メーカエンジニアによる装置点検をうけ，現場技術者は使用上の異変，異常や故障の兆候を機器メーカエンジニアに報告し，装置故障の早期対応につながる情報提供する．

「転倒等のリスク」

① 情報収集：診療録システム（HIS）や放射線情報システム（RIS）からの患者転倒リスク情報を活用して，介助や車椅子利用を考慮する．放射性同位元素使用施設内の履物の履き替え制限を緩和して，スリッパが原因の転倒を防止する．

「放射性汚染物，患者から排泄される放射性医薬品を含む感染性廃棄物等の取扱いと管理」

① 各施設では医学診療を開始する際に所轄行政機関にあらかじめ届出が必要である．届出事項を遵守することによって，放射性同位元素の使用および管理がされていることを前提に許可されている．届出とおりに使用や管理を行う義務への認識をもつことが必要である．

② 放射性同位元素使用施設から発生する放射性汚染物の管理とは別に，患者の血液や排泄物に移行した放射性医薬品の混入する廃棄物は，放射線が検出しなくなってから廃棄する必要があり，病棟スタッフの理解と協力が不可欠である．

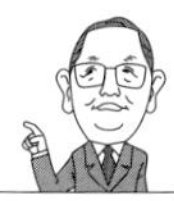

メモ

4 放射線管理

1) 核医学診療の環境維持

核医学診療の現場は，患者の放射線被ばくおよび労働の「安全」を兼ね備える必要がある．医療従事者の職場環境は，所轄保健所（医療法）やX線CT組合せ型SPECTおよびポジトロンCT装置などのX線発生器については労働基準監督局（労働安全衛生法）へも届出が必要であり，記載事項にて設備，構造および使用状況の安全性は担保されている．

放射線管理者は，建屋構造や浄化設備（排気・排水）および使用状況に対する定期的な確認により，劣化や破損による濃度限度以上の放射性同位元素が漏洩することがないように確認する．使用施設内床面や作業台の定期的な汚染検査や放射性汚染物の保管状況など作業環境の確認（点検）も必要となる．また，空調管理は装置の安定性に重要な因子である．さらには，5S（整理・整頓・清掃・清潔・躾）の職場環境の維持改善への努力は他とも通じる項目である．

誤って放射性医薬品にて作業環境を放射線汚染させた場合は隠蔽せず，関係者に告知して，その部分の汚染を除去および被覆するなどで汚染拡大防止対策を行うことで周囲への被ばく拡大が防止できる．

2) 内部被ばくおよび外部被ばくの管理

職員個人の被ばく管理は，放射線業務に従事する者が，養成機関および初めて従事する前に放射性同位元素（放射性医薬品）の取扱いについての教育を受ける．その上で自身の被ばく防止対策を身につけることは，放射線の専門家の義務である．

内部被ばくの管理：経口，経鼻が主であるため最も有効な対策は手袋とマスクの着用である．

外部被ばくの管理：防護の三原則（時間，距離，遮蔽）を十分考えて行う．管理区域内で作業を行うときは必ず，個人線量計を装着する．

作業環境における作業時の空間線量率や線量率分布の把握も被ばく低減，管理のために備えたい．

1 核医学検査を受ける患者のケア

核医学検査において，検査前処置の遵守や検査中の体位の保持は，検査のQuality（質）に影響を与える因子であり，患者自身の協力が必要不可欠である．しかし，良質な画像を得るために，患者の安全，安心および安楽が置き去りになってはならない．医療者は，患者が安全に安心して安楽に検査を受けられるように患者の状態を把握し，身体的および精神的負担の軽減に努める必要がある．

1）核医学検査を受ける患者の精神的不安と身体的特徴

FDG-PET検査を受ける患者の放射線被ばくに対する認識調査の知見に基づいて，核医学検査を受ける患者の特徴を3点挙げる．

① 放射線被ばくに対する不安

患者は，放射線を使った検査というだけで漠然とした不安を抱えている．この不安の中でも心配なことの上位3項目は「使用する薬による被ばく」「撮像時の被ばく」「検査後の他者への被ばく」が占め，検査による被ばくを心配している患者が多く認められた．また，検査経験の有無による有意差はなく，患者は，（目に見えない）放射線について漠然とした不安を抱えている．

② 自分の病気に対する不安

核医学検査は，「とりあえず受けてみる」的な単純な検査ではなく，核医学検査を受ける患者は，すでに何らかの疾患が存在し，その疾患の不安を抱えている場合が多い．また，がん患者も多く，がん告知を受けて間がなく自分の病名を受容できないまま検査を受けにきている患者もいる．一方，抗癌剤などの治療効果判定や術後の経過観察のために何度も同じ検査を受けている患者からは，「検査より結果が心配」との言葉が聞かれる．患者は，病気の進行に伴い疼痛や感覚障害や運動障害などさまざまな症状が現れ，検査のため通院することにも心身ともに大きな不安と肉体的負担を感じている．

③ 患者自身の高齢化

一般的に加齢とともに身体機能や認知機能は低下する．

歩くスピードや衣服を整えることにも時間がかかったり，一人でできなかったりする．高齢者は，検査の説明を聞いても理解しづらく一度聞いただけでは覚えられない．新しい環境への対応力も低下しているため，検査室という慣れない空間で長時間の検査を受ける高齢者の不安は大きいと考えられる．また，核医学検査の中には認知症診断目的の検査もあるため，認知機能低下傾向の患者は多い．

2）検査室での患者のケア

①情報収集と情報共有

医療者は，患者の特徴を踏まえたうえで個々の患者に合わせたケアを行うために，検査までにそれぞれの検査特有のチェックリスト等を用いて患者自体の情報を収集する．

事前情報：

- 検査薬剤に影響を及ぼす治療薬剤の確認
- 検査台などの移動時に妨げが生じる治療機器やチューブの確認（気管内挿管，胸腔ドレナージおよび直達牽引など）
- 体内に留置されているチューブ，カテーテル類の誤抜去とそれらから排泄される放射性物質による汚染を防止するための確認（尿道留置カテーテルや胃管，ドレナージチューブ，静脈内持続点滴など）
- 移動の介助の有無
- 検査中の疼痛コントロール（鎮痛剤，安楽な体位など）や閉所恐怖症の有無
- 認知機能（検査中の安静や同一体位の保持か可能か，付添者は必要か）等について確認を行い，柔軟に対応する．

検査時の対応：

疼痛コントロール：鎮痛剤の使用状況と安楽な体位を確認し，撮影時に除痛，疼痛緩和の効果が期待できるように調整する．入院患者の場合は病棟看護師と綿密な打ち合わせを行い，少しでも痛みを和らげた状態で検査を受けられるよう細やかな対応が必要である．

検査の環境作り：小児や認知症患者の場合は，可能な限り家族や付き添いと一緒に過ごせる環境作りを配慮する．鎮静が必要な場合は，事前に打ち合わせを行い，鎮静中

の観察と緊急時に適切な処置が行えるよう準備する．外来患者の場合は，カルテから検査経験の有無や治療経過などの情報収集を行い，患者が不安に思っていることを尋ねる機会を提供する．

このように，検査前の患者自体の情報により前準備を行うことで，患者に不必要な不安感を抱かせないことが必要である．また，検査室で関わるスタッフとブリーフィングを行い，情報共有を密にする．定期的なカンファレンスなどで日常的に職種を超えてコミュニケーションの取りやすい職場環境を整えておく．

②患者への説明

核医学検査は，放射性同位元素を投与してから撮像までの時間が検査により異なるため，患者に対して「検査の流れ」や「検査における注意事項」などきめ細やかに設定をしたパンフレットを用いて説明する必要がある．また，医療者は，患者の検査に対する不安を取り除くため，患者の表情や行動を観察しつつ適切な「声かけ」が必要不可欠である．高齢者に対しては，医療者の言葉を理解しやすいように「ゆっくり」「はっきり」と穏やかな口調で話すように心がける．

患者からの（検査内容や放射線についての）質問に対して，専門的知識を基にわかりやすく答える必要がある．医療者は，患者の思いに寄り添った言葉を返し，安心して検査を受けられるよう説明する．患者が安全に安心して検査を受けることができるよう環境を整えて支援することが，医療者としての役割である．

3）医療者としての心得

挨拶や言葉遣いなどの言語的コミュニケーションや笑顔やあいづち，身だしなみや会話のリズムなどの非言語的コミュニケーション等の接遇面において，核医学検査特有のことではなく，一人の医療者として他者に対する思いやりと真摯な姿勢が求められている．また，専門家として患者の人生に貢献していく使命を忘れず患者の不安と向き合い，また自身の姿を振り返りながら学び続け，進化し続ける医療者であることが医療者としての心得と考える．

OSCEに必要な知識

Q1：核医学検査が適正に施行する上で施行側にて確認しておくべきことを述べよ.

Q2：小児に対する核医学検査の施行において注意すべきことを述べよ.

Q3：従事者の被ばく防止のために行う行動について述べよ.

A1：
1. 患者さんが核医学検査の内容な方法についてきちんと説明を受け，理解が得られているかを確認する.
2. 依頼された検査の選択や内容が適正であるかを確認する.
3. 検査に使用する医薬品の品質と適正量を準備する.
4. 測定装置の点検とデータ収集可能状態の確保しておく.
5. 各場面での誤認防止対策を行う.
6. 転倒・転落，装置との接触などの傷害事故対策を行う.

A2：
1. 保護者への検査内容を説明してそれを理解しているかを確認する.
2. 放射性医薬品の投与量について医師，準備者で確認する.
3. 検査前処置（睡眠時間）・鎮静に打ち合わせを行う.
4. 撮像環境を整備する（静粛・照明調光）.
5. 各場面での誤認防止対策を行う.
6. 撮像中の監視，転落防止対策を行い，事故に備える.

A3：
1. 届出内容を超えない使用状況と管理の実施を行う.
2. 設備の破損や不具合の定期的な点検を行い，不具合の早期改修を行う.
3. 手袋とマスクによる内部被曝の防止を行う.
4. 時間　距離　遮蔽（Time・Distance・shield）による外部被曝の防止に努める.
5. 作業環境のサーベイと汚染管理を行う.
6. 線量率が高い場所の理解と滞在時間の短縮を心がける.

第2章　核医学検査

2.1　脳神経系
2.2　内分泌系
2.3　呼吸器系
2.4　循環器系
2.5　消化器系
2.6　泌尿器系
2.7　骨系
2.8　血液・造血臓器系
2.9　腫瘍・炎症シンチグラフィ

1 脳血流シンチグラフィ

血液脳関門（BBB）を通過し局所脳血流に沿って脳内に集積したトレーサの分布を観ることで，脳血管障害の病態評価や認知症などの変性疾患の鑑別診断，てんかん焦点の検出などに役立つ．さらには，アセタゾラミド（ACZ）を使用した負荷試験による脳循環予備能（CVR）評価はEC-ICバイパスの手術適応決定に利用されている．

1）検査目的

□局所脳血流分布の観察

2）適応疾患

脳梗塞，脳動脈閉塞・狭窄，一過性脳虚血発作，モヤモヤ病，認知症，てんかん，脳炎，脳腫瘍，および精神疾患

3）放射性医薬品

放射性医薬品	一般名	商品名	投与量（MBq）
^{123}I-IMP	N-イソプロピル-4-ヨードアフェタミン（^{123}I）注射液	パーヒューザミン®注 イオフェタミン（^{123}I）注射液	37～222
^{99m}Tc-HMPAO	エキサメタジウムテクネチウム（^{99m}Tc）注射液調整用	セレブロテック®キット	370～740
^{99m}Tc-ECD	[N,N′-エチレンジ-L-システイネート（3-）] オキソテクネチウム（^{99m}Tc），ジエチルエステル注射液（調整用）	ニューロライト注射液第一 ニューロライト®第一	370～740

4）集積機序

IMP：構造がアミンと類似しているため，アミン受容体に特異的に結合するが，その他の細胞成分にも非特異的に結合する．本剤は初回循環で約90%以上が脳内に取り込まれ，15～30分後にプラトーに達しその後緩除に洗い出されるが，1時間程度脳血流分布が保持される．

HMPAO：低分子の中性かつ脂溶性の錯体であり，細胞内で脂溶性から水溶性に変換され，BBB通過性を失い脳内に留まる．本剤は投与後1分以内に最大集積し，2～4分でその5～15%が洗い出され，その後は有意な変化を示さない．

ECD：低分子の中性かつ脂溶性の錯体であり，エステル基が加水分解を受け水溶性物質に分解され脳実質内に保持される．脳への集積は，投与20～40秒後に最大になり，その後極めてゆっくり洗い出される．

図Aに各トレーサの初回循環時に脳へ取り込まれる割合（初回循環抽出率）を示す．真の脳血流量と直線性の良いトレーサが理想ではあるが，実際は高血流域になるにつれ過小評価傾向を示す．直線性の良いものから H_2O（PET用）>IMP>HM-PAO>ECDの順となる．

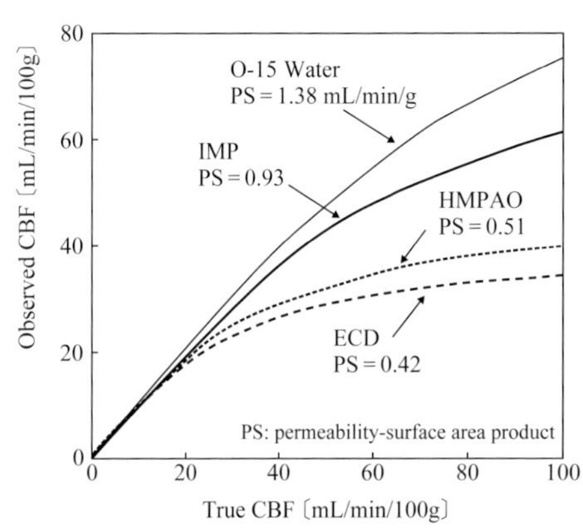

図A　初回循環抽出率

5）前処置

IMP：必要に応じて甲状腺ブロック
HMPAOおよびECD：特になし

6）検査方法（定性検査）

IMP：投与して15～30分後のプラトーに達した放射能濃度が変化の少ない時間帯に，20～30分程度SPECT撮像するのが基本である（図B）．脳からの洗い出しを考慮し，投与後1時間以内に撮像を終了する．悪性黒色腫疑いの場合は3時間後，24時間後の遅延像を撮像する．

HMPAO，ECD：投与後5～10分待ってから，20～30分程度SPECTを撮像する（図B）．

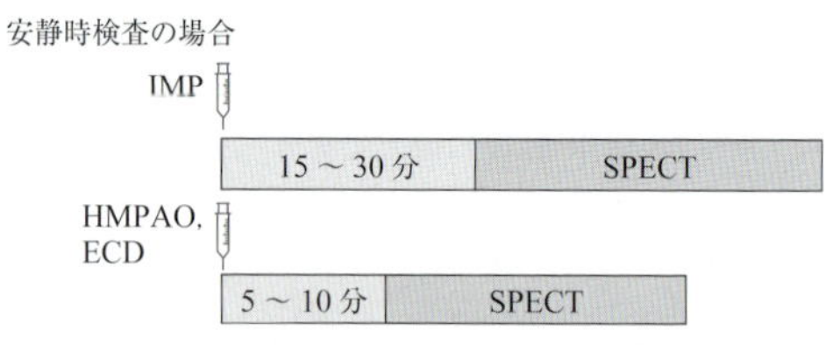

図 B　脳血流 SPECT のプロトコル（安静時）

7）画像解剖（正常画像）

IMP の特徴は，大脳皮質に比し小脳皮質の集積が小さい傾向にある．HMPAO は逆に小脳皮質の方が高い傾向にある．線条体も高めの集積である．ECD も小脳皮質の集積が高めであり，加えて後頭葉（1 次視覚領）の集積も高い．その他，側頭葉内側部が外側よりも相対的に低い（図 C）．

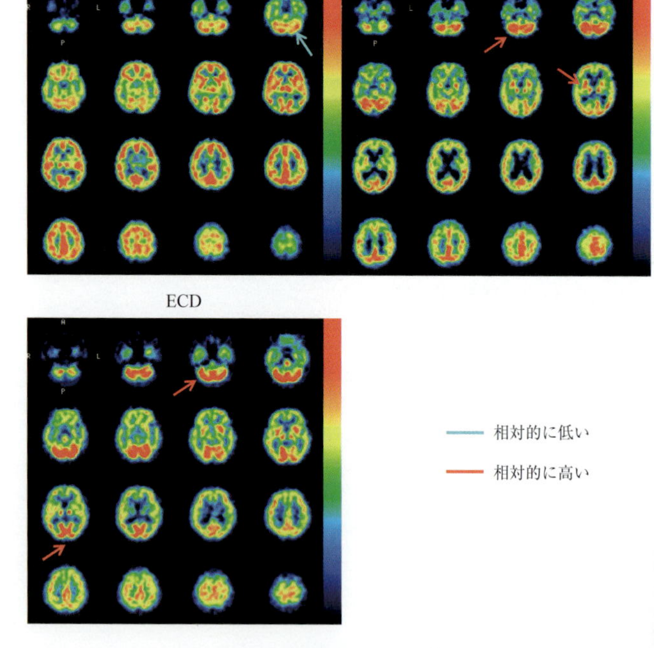

図 C　脳血流 SPECT（正常）

脳葉と他の領域：脳葉とは脳溝を境界として解剖学的に区分けされた領域（図D）.

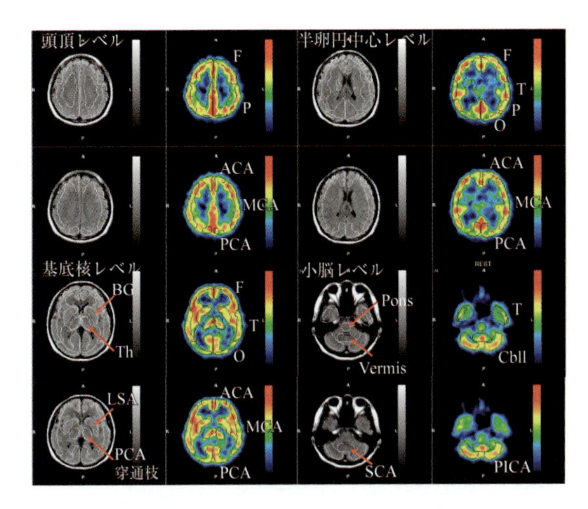

図D 画像解剖（SPECT画像とMR画像）

頭頂葉	Parietal lobe（P）	基底核	Basal ganglia（BG）
前頭葉	Frontal lobe（F）	視床	Thalamus（Th）
側頭葉	Temporal lobe（T）	小脳	Cerebellum（Cbll）
後頭葉	Occipital lobe（O）	小脳虫部	Cerebellar vermis（Vermis）

血管支配領域：脳実質を栄養する血管の支配する領域（図D）.

前大脳動脈領域（ACA）	後方系穿通枝領域（PCA穿通枝）
中大脳動脈領域（MCA）	上小脳動脈領域（SCA）
後大脳動脈領域（PCA）	後下小脳動脈領域（PICA）
前方系穿通枝領域（LSA）	

8）臨床への適応（疾患画像）

脳血管障害（CVD）：左中大脳動脈閉塞例（図E）. MRI-DWIの高信号領域よりも広範な血流低下領域を示す（血流とのミスマッチ）. 急性期では血流とのミスマッチ領域が多いほど救済可能領域が多くなり，逆にマッチしている領域は救済不能領域となり脳梗塞に陥る. 対側小脳半球の血流低下CCD（crossed cerebellar diaschisis）を認める.

認知症：アルツハイマー型認知症例（AD）（図F）. 両側側頭頭頂葉,

両側前頭葉，後部帯状回などを中心に血流低下所見を認め，典型的なADパターンである．SPECTは長軸断のみならず，冠状断や矢状断も有用である．後述する統計画像解析（図F下段）が必須である．

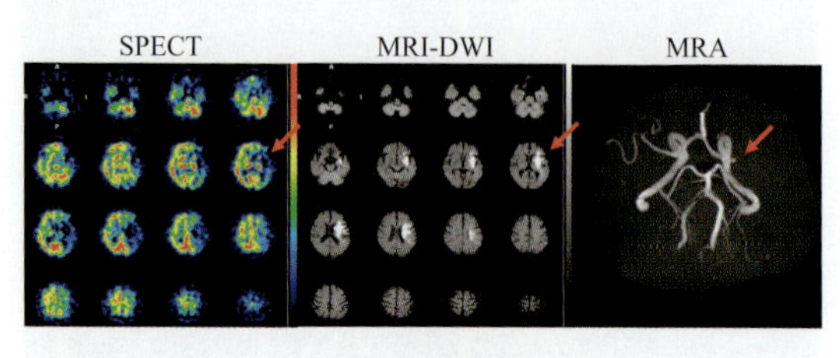

図E　左中大脳動脈閉塞

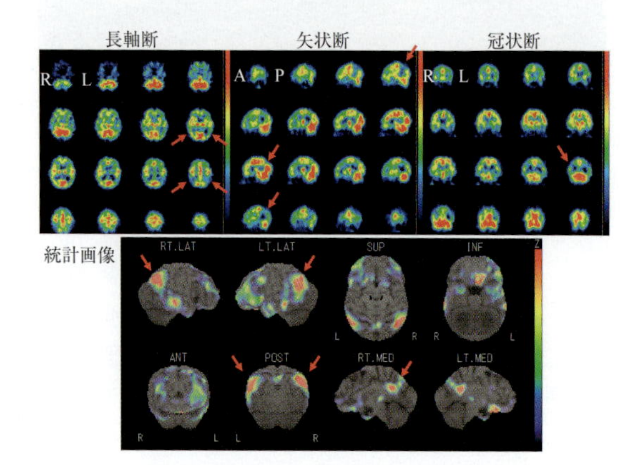

図F　アルツハイマー型認知症

9）検査の注意点

□甲状腺ブロックとは，フリーの放射性ヨウ素が甲状腺へ摂取されることを防止するための処置であり，投与する数日前より，無機ヨウ素20 mg/日を摂取する．

□HMPAOの標識は，24時間以内に溶出したジェネレーター，溶出後2時間以内の^{99m}Tcを使用し，標識後30分以内に投与する．

□ECD調整用キットを使用する場合は，調整後30分以降に使用する．

□ECDは後頭葉（1次視覚領域）の生理的な集積を抑制するために，アイマスク等を使用し閉眼状態（5～10分程度）で投与するのが望ましい.

□加齢に伴った脳血流分布の変化は，特に前頭葉について若年者では相対的に高くなる前頭葉の機能亢進（hyperfrontality）を認め，加齢と共に前頭葉の機能低下（hypofrontality）へと移行する．脳血流の絶対値も加齢と共に低下する．後述する定量測定や統計画像解析でも考慮する必要がある.

□脳梗塞亜急性期に一過性の血流増加を認めるぜいたく灌流（luxury perfusion）と呼ばれる状態がある．この時のHMPAOは，実際の過灌流よりも高く集積するhyperfixationを呈す．逆にECDでは，過灌流を呈さず集積低下を示す.

□CCDは遠隔効果（remote effect）であり，纖維連絡のある皮質橋小脳路の遠位部である対側小脳に機能低下，血流低下を呈す.

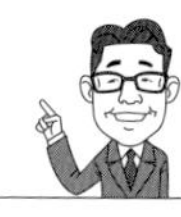

メモ

2 脳血流定量測定

脳血流定量測定は，静脈注射したトレーサの脳への入力を推定し，脳組織100グラム当たり1分間に何mL（mL/100g/min）の血流量があるのかを算出する測定技術である．これは，び慢性の脳血流低下の検出や治療効果判定，経過観察などに有用である．また，脳循環予備能（CVR）評価には欠かせない方法である．手技的に分類すると，動脈採血を必要とする採血法と採血を必要としない非採血法に大別される．一般的に，採血法の方が非採血法よりも測定精度が優れているが侵襲性は増加する．対象疾患や施設の状況に応じて，定量法を選択する必要がある．

1）採血法（使用トレーサはIMP）

マイクロスフェア法（MS法）

IMPは，初回循環で大部分が脳内に取り込まれ，投与後早期においては，脳内からの洗い出しが無視できるマイクロスフェアモデルが成立する．Kuhlらは，早期スキャン（中心時刻5分）と5分間の持続動脈採血を測定するマイクロスフェア法を考案した．この方法は，投与後早期のスキャンということで画質が非常に悪いため，脳内放射能が平衡に達した30分以降にSPECT収集し，5分と30分の比から5分時の脳内放射能を推定する汎用型（conventional）MS法や，30分よりも前に2点間の平均を利用するEarly MS法などが普及している．

注意点：

① ^{123}Iの減衰を考慮しSPECTカウントも採血したウェルカウンターの値も投与時刻に減衰補正する．

② ピペット操作における術者間差がないよう，事前に検定しバラツキがないか確認する．

③ オクタノールは粘稠性が高いので，慎重な操作が必要である．

IMP-ARG法（オートラジオグラフィ法）

IMPの脳内動態を2コンパートメントモデルとすると，マイクロスフェアモデルの式に，洗い出しの項が追加された形となる．

IMP-ARG法は，Vd値（分布容積）を固定したこと，脳への入力値を動脈1点から見積もることで，SPECT1回スキャン，1回採血による定量測定法が大きな特徴である．実際には，脳への入力からテーブルを作成し，SPECTカウントからテーブル参照法（テーブルルックアップ法）にてピクセル毎にCBFに置き換える．

原法では，SPECT撮像中心時刻（MST）を30分～40分にスキャンするのが一般的であるが，投与直後からも定量化が行える

Super Early ARG法や，さらに2つのテーブルを参照するDTARG法（dual table ARG法）へと展開し，今日では分割投与法に使用されている．

注意点：

① CCFの測定は，MS法と同様の手順で行うが，値はMS法の逆数である．ウェルカウント（W）をSPECT（S）で割り，CCF＝W/Sとなる．
② 標準入力関数の選択に注意する．IMPは秋田脳研，麻生脳外の入力関数があり，IOFは北大の入力関数が公表されている．
③ 入力関数には個人差があり，標準入力関数で較正する際に誤差が生じる．採血時刻と入力誤差の関係を踏まえる必要がある．また，心肺疾患や喫煙例では入力関数が鈍る場合があり，標準入力関数で較正すると，入力の過大評価，CBFの過小評価をきたす．
④ Vd値の個人差の影響は，CBFが高いほど大きくなる．施設の撮像条件などでもVd値は異なってくるので，あらかじめテーブルルックアップ法を施行し，最適なVd値を測定しておくのが望ましい．

2）非採血法

パトラックプロット法（使用トレーサはHMPAO，ECD）

投与後早期には，1コンパートメントモデルが成立すると仮定した方法である．入力を大動脈弓部A（t），出力を前面像の大脳半球B（t），傾きku，切片Vnとすると1次式が成立する．

グラフ状の傾きkuをROI面積補正したものをBPI（Brain Perfusion Index）と呼び，これが脳血流を反映した指標となる．^{133}Xeガスあるいは IMP採血法の平均脳血流量（mCBF）と相関する．あらかじめ作成した回帰式を用い間接的に算出する方法である．

注意点：

① 投与時のボーラス性に注意する．ボーラス性が低下すると入力の過小評価，CBFの過大評価をきたす．後押しする生理食塩水は，15 mL以上の量を10秒以下でフラッシュするのが望ましい．右腕を少し挙上させるのも効果的である．
② シンチレーションカメラの数え落としに注意する．370 MBq以下でダイナミック像を撮るのが望ましい．あらかじめ，放射線量とカウントの直線性を評価しておく．
③ ポジショニングは，顎を引かせ，身体面を平行かつ最短距離にする．
④ 大動脈弓部のROI設定は，大きさを頭部の1/10程度を目安に

する．大脳半球のROI設定は，鼻腔部分を除き脳に出来るだけ沿うよう設定する．

⑤傾きkuの直線部分の決定は，投与後30秒以内の10秒程度を使用する．

⑥mCBFからrCBFへの変換の時が一番誤差を生じる．特に，Lassen補正の参照部位の設定方法により変わるので注意が必要である．

グラフプロット法（使用トレーサはIMP）

IMPトレーサを用いた方法であり，基本原理はパトラックプロット法と同様である．入力成分を大動脈弓部ではなく肺動脈分岐部から推定することが大きな違いである．

脳内放射能濃度をCb（t），肺動脈内濃度をCpa（t），肺動脈内血流量をC，肺放射能濃度をL（t）とすると1次式が成立する．

実際には，パトラックプロット法と同様で，グラフの直線部分（傾き）が脳血流を反映するパラメータとなり，面積補正したものをSFR（standardized value of F by ROI）と呼び，ARG法との回帰式から間接的にCBFを算出する方法である．

注意点：

①パトラックプロット法と同様に投与時のボーラス性は良くした方が良い．

②肺動脈分岐部は大動脈弓部よりも足側にあるため，ポジショニングはパトラックプロット法よりも厳しくなる．頭部は多少欠けても眉毛まで入れば十分であり，肺動脈分岐部を欠かさないようポジショニングする．

③SPECT撮像時刻は，遅くなると洗い出しの影響によりコントラストが低下する恐れがある．また，再現性を保つためにも決まった時間帯で撮像するのが望ましい．

④肺動脈分岐部のROI設定は，肺動脈をはみ出さず左肺野に被らないよう設定する．頭部のROIについては，中央に128マトリクス収集で150ピクセル程度の矩形ROIを設定する．片側に広範な血流低下がある場合，ROIの大きさを半分程度にして健側部中央に設定する．

⑤時間軸の補正の際，脳の立ち上がりは肺動脈ピーク時間の6～10秒を目安とする．

⑥散乱線ROIを右側上部に設定すると，脳と肺の立ち上がり部分の参考になることがある．必要に応じて設定する．

⑦直線区間の設定は，スタート位置から6～8ポイントが目安である．

⑧mCBFからrCBFへの変換の時が一番誤差を生じる．SPECT

の threshold 値は 30 ～ 50% 程度である．画質に依存する．

3) アセタゾラミド（ACZ）負荷試験

脳血管の閉塞や高度狭窄によって脳灌流圧（CPP）が下がると，血管を開き血液量（CBV）を増加させ，脳血流量（CBF）を一定に維持しようとするオートレギュレーション機構が働いている．さらにCPPが下がるとCBVは限界となり脳酸素摂取率（OEF）を増加させ脳酸素代謝量（$CMRO_2$）を維持しようとする．更に進行すると脳梗塞に陥る．この，OEFが増加する脳梗塞一歩手前の領域は，外科的治療が有効であり，PETではPOWERSのステージⅡ，SPECTでは，JET STUDYのステージⅡ，黒田分類のtype3に相応する（図A）．

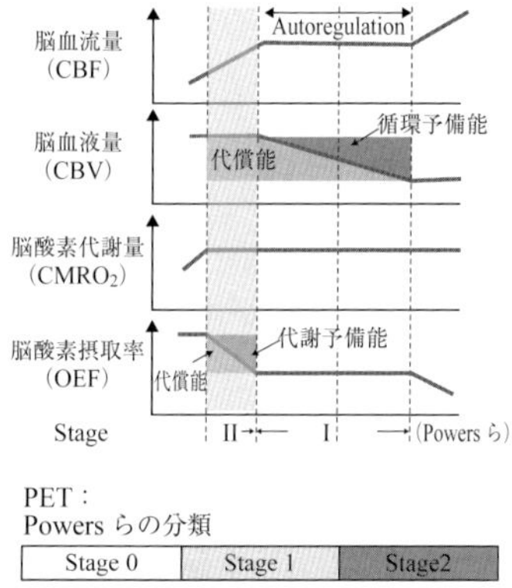

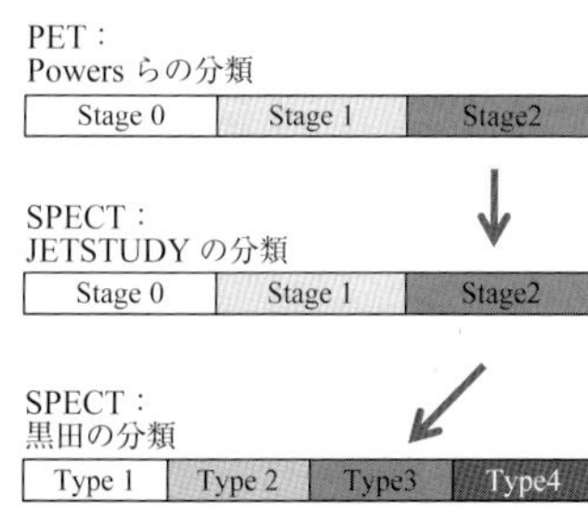

図 A　脳循環予備能（CVR）とカテゴリー分類

ACZ負荷試験は薬理作用により意図的にCBVを増加させて，脳循環予備能（CVR）を評価するものであり，脳血流定量測定が必須である．

使用するトレーサは高血流領域まで直線性の良いIMPを使用するのが望ましく，ACZ負荷単独検査の場合，あらかじめ検査開始10 ～ 15分前にACZを投与する．1日で安静時とACZ負荷時検査を行う分割投与法（Split-dose 法）では，2 回目投与の 10 分前に ACZ を投与する（図 B）.

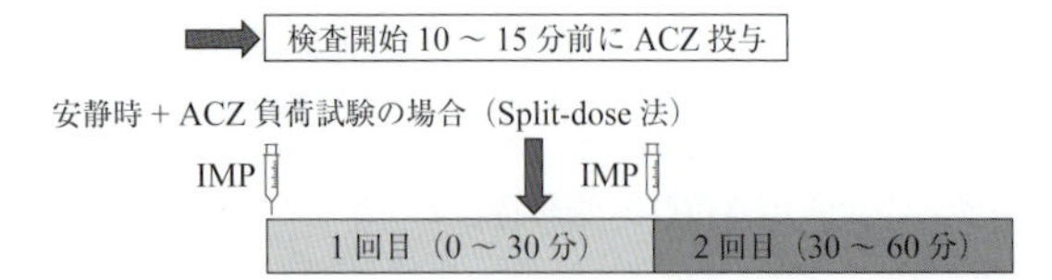

図 B　ACZ 負荷時のプロトコル

注意点：

① 2015 年に関連学会より ACZ の適正使用指針が配布されており，同意書や検査中のモニタ，緊急時の対応など，ガイドラインを順守する必要がある.

② ACZ の分割投与法は，一連で安静時と負荷時の 2 つの情報が得られる利点はあるが，最近では，最初に安静時を撮りリスク評価を行った上で ACZ 負荷検査を行う 2 日法も増えており，1 日法か 2 日法か選択する必要がある.

4）臨床例

血行力学的脳虚血における脳循環予備能評価（CVR）

CVR の評価には，安静時（ベースライン）の血流が必要である.

定性画像では，右 ICA 領域が盗流現象で血流が下がっているようにみえるが，定量画像を見ると患側部の血流は 22（mL/100 g/min）と変わらず，健側部の血流が増加していることが解る．CVR の評価には，脳血流定量測定が必須である（図 C）.

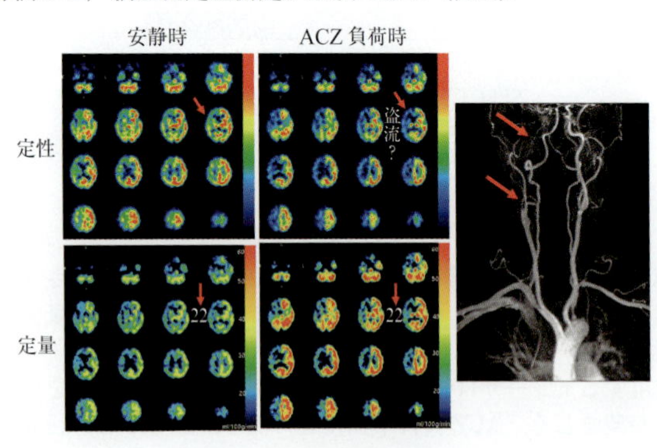

図 C　右内頸動脈閉塞例

手術前後の評価

左内頸動脈に対する頸動脈内膜剥離術（CEA）を施行した症例である．3D-CTA では，石灰化を伴う狭窄が術後改善している．SPECT の術後では，右大脳半球 26 ～ 28（mL/100 g/min）に対して，左大脳半球は 39 ～ 45 mL（mL/100 g/min）と 39 ～ 73% の過灌流を呈している．このような例では，出血のリスクを避けるために，周術期の血圧管理が重要となる．SPECT による手術前後の血流評価は，出血リスクの評価に有用である（図 D）．

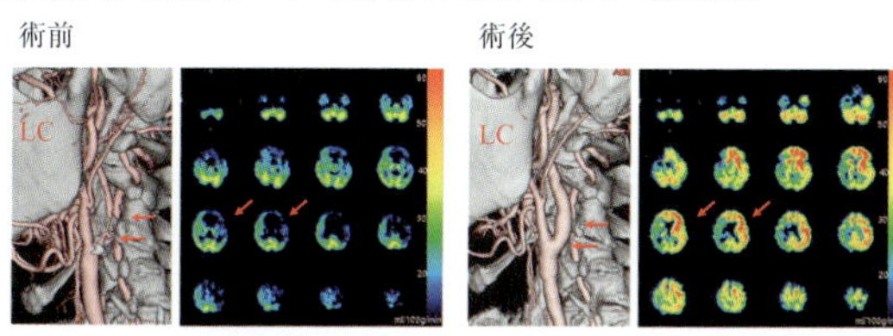

ROI 設定による定量値比較

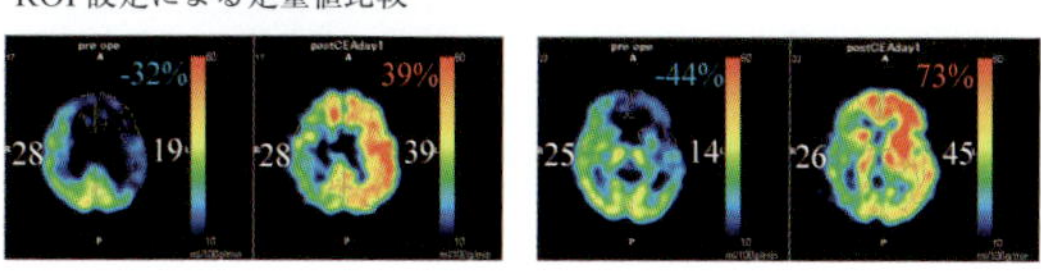

図 D　手術前後の評価

経過観察（術後のフォローアップ）

左内頸動脈に対する EC-IC バイパス術を行った症例の経過観察である．術後 1 日目に左基底核を中心に 67（mL/100 g/min）と 2 倍程度の過灌流を認めるが，その後，4 日目 54（mL/100 g/min），20 日目 33（mL/100 g/min）と沈静化し，術後 2 か月には完全に落ち着き 27（mL/100 g/min）と術前 19（mL/100 g/min）から大きく脳循環が改善している（図 E）．

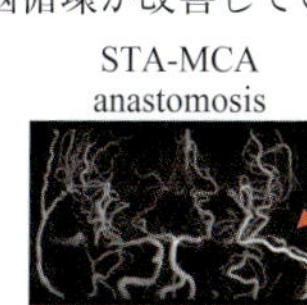

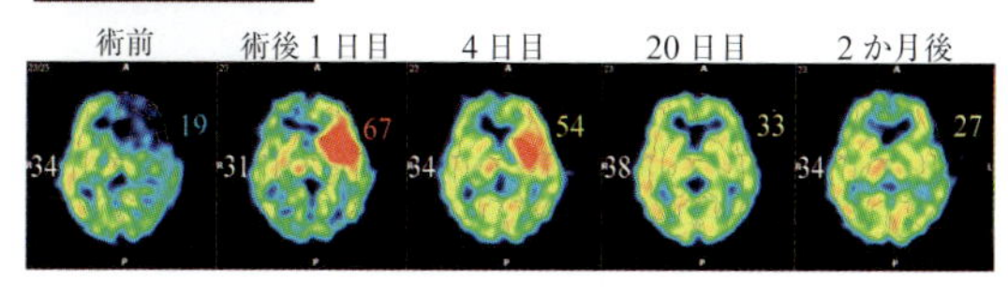

図 E　定量値を用いた術後経過評価

このような経過観察には定量測定は有用であるが，同一断面，同一ROIで評価するなど定量測定の再現性が大きく関与することを念頭に入れる必要がある．

メモ

3 統計画像解析

統計画像解析は，局所の血流変化を捉えるのに有効な方法である．正常データベースと比較することで，異常部位の程度や広がりを統計的有意差により抽出することが可能であり，認知症の診療などに大いに役立っている．また，近年では早期認知症を捉えるような，コンピューター支援診断（CAD）的なソフトウェアも有効利用されている．

1）統計画像解析の基礎

下記の3つのプロセスを施すことによって，統計的に有意な変化を明瞭化する手法である（図A）．

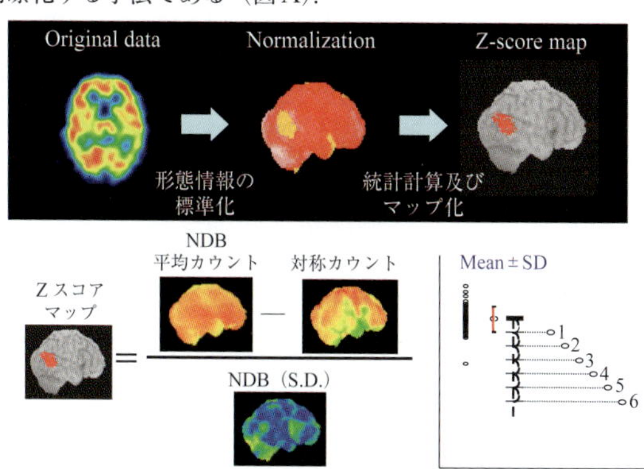

図A 統計画像解析とZスコア

①**解剖学的標準化**：形態的に異なる個人脳を標準脳へと変形させ，定位座標系にて観察するためのもの．

②**Zスコアの算出**：対象画像を正常データベース（NDB）（平均±S.D.）と比較し，正常群よりも何S.D.かけ離れているか？をスコア化する．但し，正常データベースは正規分布を呈しているという前程があり，パラメトリックな評価法である．

③**マッピング**：脳表および断層画像上にZスコアを展開（最大値or平均値）させた画像を作成し，Zスコア分布の視覚的な観察を容易にする．

2）3D-SSPとeZIS

現在の解析方法は，脳解析プログラムNEUROSTATをベースとした3D-SSP法とSPMをベースとしたeZISの2つの解析方法が主流である．この2つの方法は，基本的な処理の流れは同じであるが，処理の過程で解剖学的標準化の方法や定位座標系の違いなど異なる部分もある．各処理項目における両者の違いを下記の表に示す．

	3D-SSP + 3D-SSP Tomo	eZIS
脳解析プログラム	NEUROSTAT	SPM2
解剖学的標準化（Spatial Normalization）	Coreg，Warping（S，W image）	Affine 変換，Basis function による DeformationField（nt_file）
Smoothing 処理	なし	あり（snt_file）
施設間差補正	なし	あり（change_snt_file）
定位座標系	Talairach	MNI
標準脳テンプレート	FDG-PET	ECD，IMP
脳カウントの正規化	全脳，小脳，視床，橋，感覚運動野基準	全脳，小脳基準
脳表抽出	6 pixel（13.5 mm）最大値展開	7 pixel（14 mm）平均値展開
ノーマルデータベース（NDB）	IMP，HM PAO（装置別）	ECD，IMP（年齢階層別）

3）正常例

Ｚスコアの下限を２でカットすると，理論上，正常群の95％はＺスコアが２以下になるので，大部分は消えて見えないのが正常である（図Ｂ）．

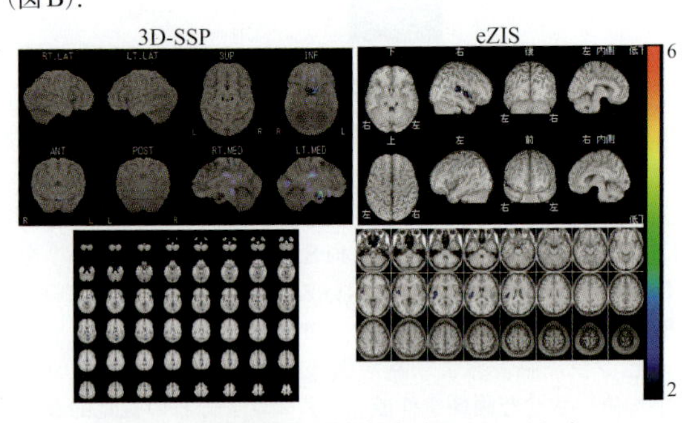

図Ｂ　正常例の統計画像解析法（3D-SSP，eZIS）

NDBについては，健常者を募って自施設で作成するのが望ましいが，自施設で無理な場合は，公表されているもの，あるいは装置に内蔵されているNDBを使用する．健常例では大きなノイズやアーティファクトが出てないことを確認する．

4）早期認知症の検出と重症度評価

軽度認知障害（MCI）や早期認知症の診断に利用される．また，その後の経過観察にも利用される．図Cは，記憶障害を主訴としMMSE＝24で症状は軽いものの左側頭葉内側部，後部帯状回のZスコアの上昇を認め，早期のアルツハイマー病（AD）が示唆される．4年経過後にMMSE＝19と症状は進行し，Zスコアの更なる上昇，分布の広がりを認める．早期認知症の検出と重症度を客観的に評価することが可能である（図C）．

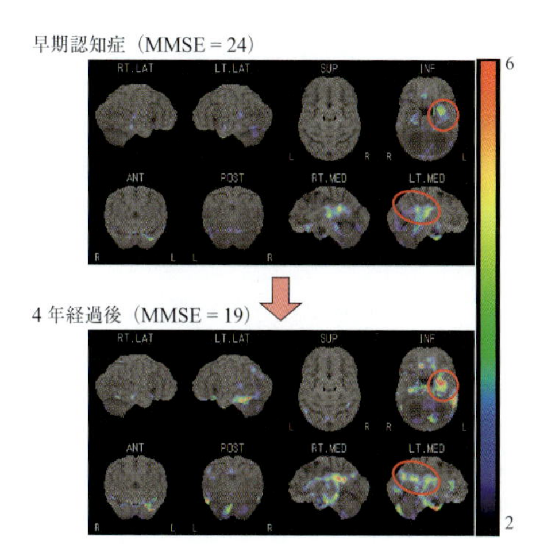

図C　早期認知症の検出と重症度評価

5）臨床例

AD典型症例：両側頭頂葉，側頭葉，後部帯状回，前頭葉などにZスコアの上昇が観察される．

2つの方法の処理過程は違うものの，対象画像を同じもので処理した場合，解析結果はほぼ同程度の結果が得られる（図D）．

AD以外の認知症例：DLBは，ADパターンに加えて，後頭葉皮質（1次視覚領）を中心とした血流低下が特徴である．

血管性認知症（VaD）は，脳血管障害（CVD）に関連して出現した認知症を総称したもの．

前頭側頭型認知症（FTD）は，前頭葉や側頭葉が萎縮して起こる認知症で，行動異常や人格変化など特徴的な症状を引き起こす．

意味性認知症（SD）は，側頭葉の委縮に起因し，特に左側の側頭葉下部に血流低下する場合が多い（図E）．

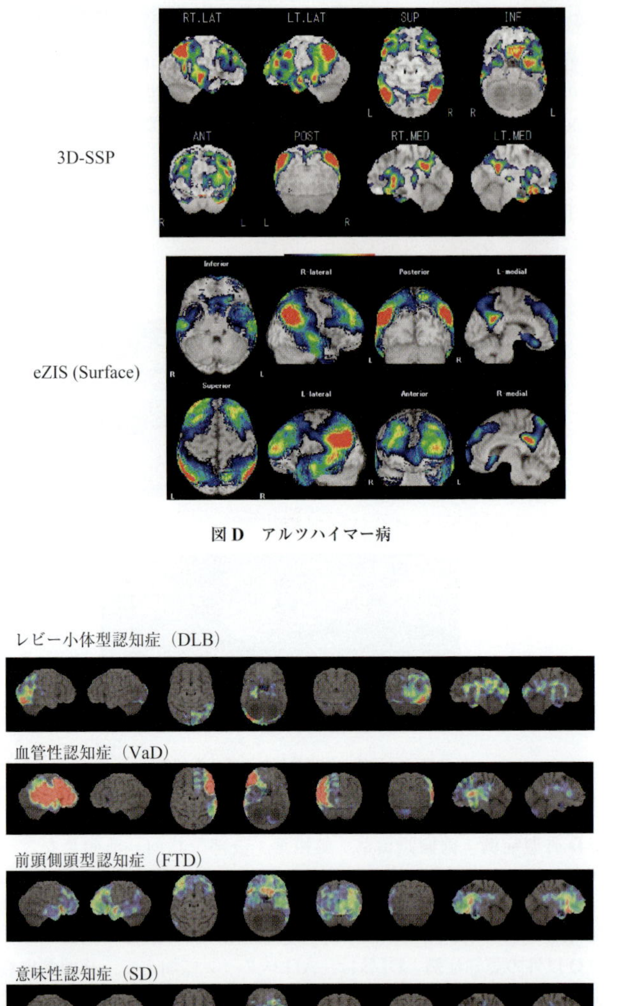

図 D　アルツハイマー病

図 E　種々の認知症の特徴

6）注意点

□元データの画質の影響について：eZISは処理過程に平滑化処理を行うため解析結果に影響を受けにくい．
3D-SSPは画質の影響を受けるため，NDBと同程度の画質で処理を行う．また，減弱・散乱補正などの物理補正にも影響を受けるため，NDBと同じ処理で行うのが基本である．

□解剖学的標準化において，良好な標準化が行われたかどうかQCチェックする必要がある．不良の場合，元画像の画質や角度変更などを施した後に再処理を行う．

□eZISでは，施設間差補正のためのホフマンファントムをあらかじめ撮像しておく必要がある．この補正効果についてもチェックする必要がある．

□脳カウントの正規化については，一般的には全脳正規化を使用する．

□Zスコア分布の表示は上限下限を固定し，上限は5～10程度，下限は1～2程度が望ましい．

□てんかん発作やけいれん重積など，局所の血流が増加する病態には，increase画像が有用である．また，脳槽シンチグラフィの項にも記載されているが，iNPHにおいてもCAPPAHサイン（頭頂部Zスコアが相対的に増加している状態）が有用である．

メモ

4 脳受容体シンチグラフィ

中枢性ベンゾジアゼピン受容体（benzodiazepine receptor：BZR）に高い親和性で結合するイオマゼニル（^{123}I）を使用し，SPECTによる中枢性BZRの局所脳内分布を画像化することが可能である．特にてんかんの焦点は，中枢性BZRの細胞密度が低下していることが知られており，焦点部位の検索，診断に有用な検査である．その他，頭部外傷後に発症する高次脳機能障害において，MRIやCT検査などで器質的な障害が明らかでない症例の，皮質神経細胞の脱落領域の同定にも利用されることがある．

1）検査目的

□てんかん焦点の診断

2）適応疾患

外科的治療が考慮される難治性てんかん

3）放射性医薬品

放射性医薬品	一般名	商品名	投与量（MBq）
^{123}I-Iomazenil	イオマゼニル（^{123}I）注射液	ベンゾダイン®注	167～222

4）集積機序

イオマゼニルは中枢性BZRとの親和性が高く特異的な結合をする．局所脳血流に従って脳内に入り，その後徐々に洗い出され，3時間以降の後期画像において，中枢性BZRに集積した分布が反映される．

5）前処置

ベンゾジアゼピン系の薬剤は休薬が望ましく，必要に応じて甲状腺ブロックを行う．

安静・閉眼にて投与（5～10分程度）．

6）検査方法

投与後3時間よりSPECT撮像を開始する．必要に応じて横断像だけではなく，冠状断や矢状断なども作成する．統計画像解析（3D-SSP）や非対称性指数AI（Asymmetry Index）mapを作成する．

7）画像解剖（正常画像）（図A）

灰白質に均等に分布するが，中心灰白質の集積はほとんど認めない．小脳部の集積は低く，後頭葉は比較的高い．頭皮，軟部組織にはほとんど集積しない．

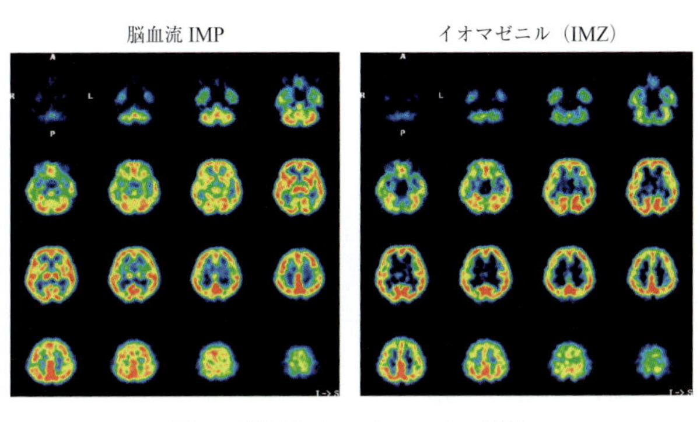

図A　正常画像（IMPとIMZとの対比）

8）臨床への適応（疾患画像）

右側頭葉てんかん例：右側頭葉内側部に局所的な集積低下を認め，AI mapでは非対称性指数の上昇，3D-SSPではZスコア上昇として描出される（図B）.

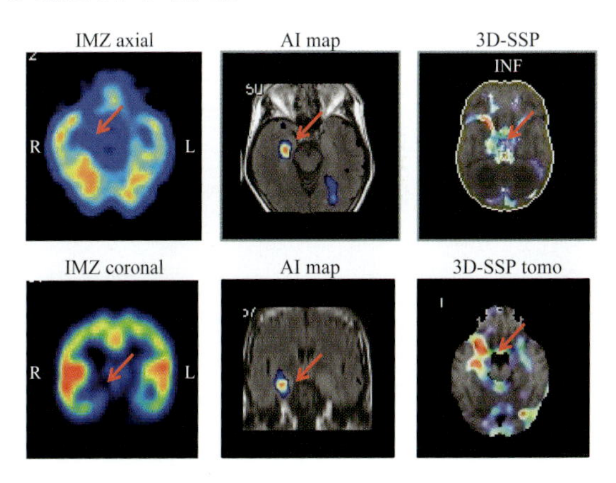

図B　右側頭葉てんかん（画像提供　中村記念病院）

9）検査の注意点

- □投与後3時間より前の撮像は，脳血流の要素が含まれるため行わない．
- □小児への投与量は基本量（11.9）に体重別係数を乗算することによって算出し適切な投与量を決定する．詳細は小児核医学検査適正施行のコンセンサスガイドラインを参照．
- □統計画像解析はノーマルデータベースの選択に注意する．

メモ

5 ドパミントランスポーターシンチグラフィ

ドパミントランスポーター（dopamine transporter：DAT）は黒質線条体ドパミン神経の終末部に高発現しており，シナプス前から放出されるドパミンの再取り込みを行う膜蛋白質である．パーキンソン病やレビー小体型認知症（DLB）ではこの発現量が低下することが知られている．DATに高い親和性をもつイオフルパンを使用することで，その集積や分布を観察することにより，シナプス前ドパミン障害を起こす疾患に有用である．

1）検査目的

□黒質線条体ドパミン神経の脱落状態の有無

2）適応疾患

シナプス前ドパミン障害を有するパーキンソン病（PD）の疑いのある患者，シナプス前パーキンソン症候群の早期診断，シナプス前ドパミン障害のないパーキンソン症候群との鑑別，レビー小体型認知症（DLB）とアルツハイマー病（AD）との鑑別

3）放射性医薬品

放射性 医薬品	一般名	商品名	投与量 （MBq）
^{123}I-ioflupane	イオフルパン（^{123}I） 注射液	ダットスキャン®静注	111 ～ 185

4）集積機序

イオフルパンは，投与後脳内に速やかに取り込まれ，ドパミントランスポーター（DAT）と高い親和性を有し結合するので，DATの分布を反映した画像が得られる．その他，セロトニントランスポーターにも非特異的な結合を有す．

5）前処置および検査前の注意事項

甲状腺ブロックは必須ではなく適宜対応する．脳への集積に影響する治療薬を服薬していないか事前チェックする必要がある（もしも服薬していたならば，少なくとも約5半減期の間休薬をする）．5%のエタノールが含まれているため，アルコールに過敏な患者もいるため慎重投与が原則．

6）検査方法

RI投与後3～6時間にSPECT撮像を行う（図A）．

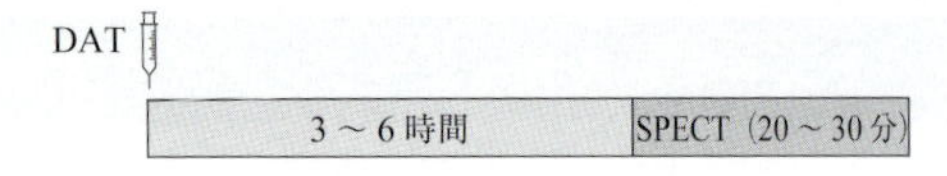

図A　ドパミントランスポーターシンチグラフィのプロトコル

画像再構成後に，解剖学的にAC-PCラインに平行な横断像に切り出しを行い，左右対称になるよう軸回転させるなど，画像の微調整を行う．

市販のソフトウェアを用いて，特異的結合能（specific binding ratio：SBR）を算出する（図B）．このSBR算出は，Southampton法（Bolt法）とDaTQUANT^{TM}法に大別される．Southampton法の特徴は，SPECT装置の有限な空間分解能を考慮し，部分容積効果の影響を軽減して，装置間差を少なくする方法である．線条体VOIは，体部を中心に比較的大きめのVOIを設定し，参照領域は線条体を除く脳全体に設定される．DaTQUANT^{TM}法は対象画像をMNI標準脳へ解剖学的標準化を施して，線条体VOIは尾状核，被核（前部，後部）の3つに分離されている．上記の方法は，参照位置やROIの形状あるいは処理方法など異なる部分はあるが，基本的な式は同じである（図B下）．

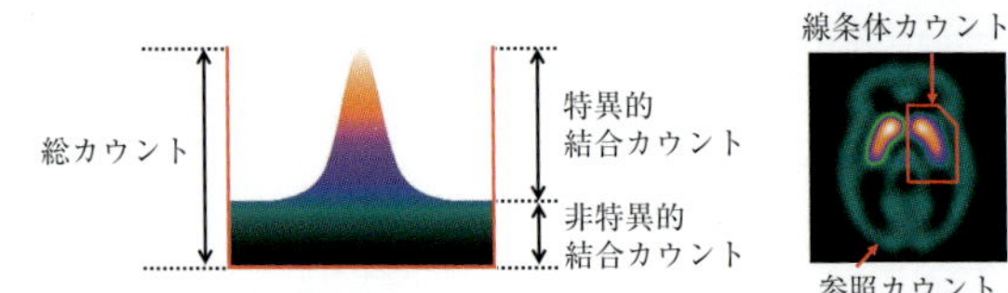

$$\mathrm{SBR} = \frac{\text{特異的結合による放射能}}{\text{非特異的結合による放射能}} = \frac{\text{線条体カウント} - \text{参照領域カウント}}{\text{参照領域カウント}}$$

図B　特異的結合能

7）画像解剖（正常画像）

横断像にて，尾状核および被殻にはほぼ均等の放射能分布を示す（図C）．解剖学的に線条体は尾状核と被殻に分かれているが，SPECT画像では有限な分解能のため繋がってみえる．線条体がカンマ型の形状を呈し，バックグラウンドとのコントラストは良好である．視床下部，中脳にも軽度の集積を認める．

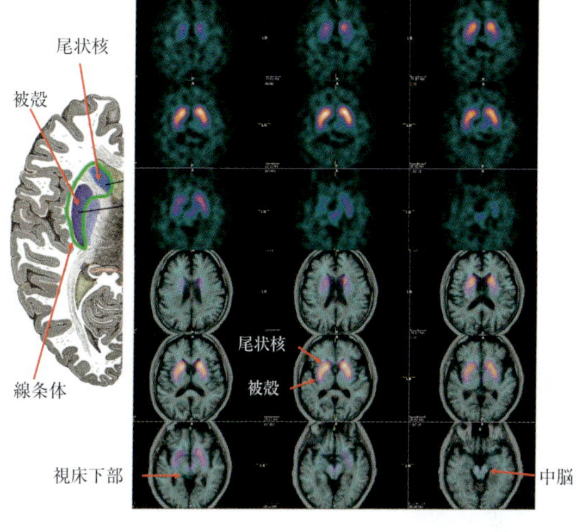

図 C

8）臨床への適応（疾患画像）

パーキンソン病（PD）やレビー小体型認知症（DLB）では線条体集積が低下するが，下図のように4つのタイプに大別される．また，同じ症例であっても，表示方法の違いや数値によって与える印象が微妙に異なる（図D）．

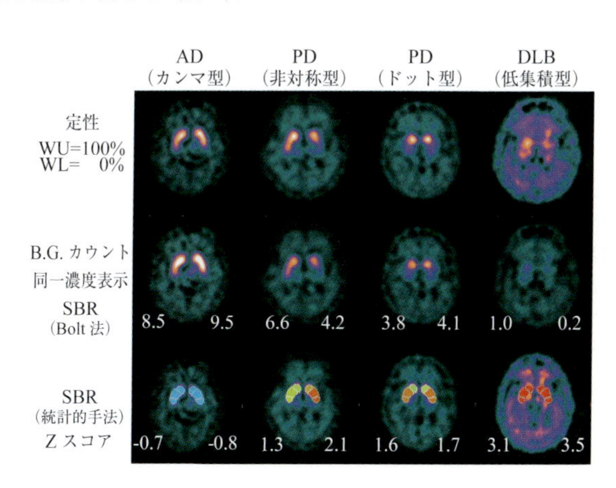

図 D　典型的病態における線条体の形状

PDでは，線条体尾部より集積低下を示すといわれており，さらに病状が進むとドット型を呈す．DLBは，線条体全体が低集積を示す例が多いのが特徴的である．数値に関しては，病態が進行するにつれ，SBRは低下しZスコアは上昇する傾向にある．

MIBGとの関連性：PD，DLBでは，DATもMIBGも共に集積が低下する（図E上段）．多系統萎縮症（MSA），進行性核上麻痺（PSP），皮質基底核変性症（CBD/CBS）では，DATは集積が低下するが，MIBGは低下しない（図E下段）．

DATとMIBGの組み合わせは，パーキンソニズムを呈す他の疾患との鑑別に役立つ．

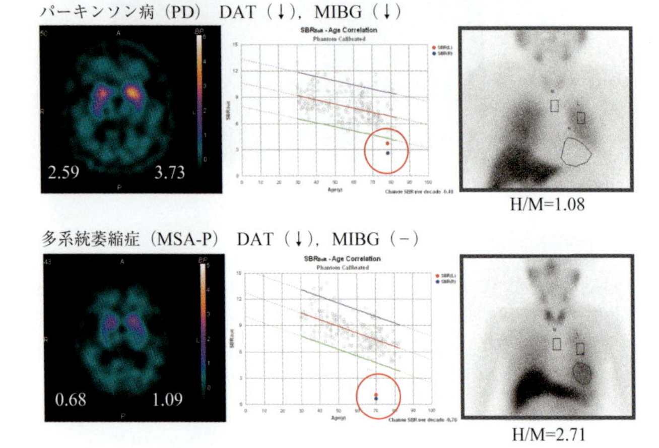

図E　DATと心筋（MIBG）との関連

9）検査の注意点

- □服薬チェックは薬剤も多く，新しい薬剤など追加更新されるので要注意．
- □投与後の撮像開始時間が早い場合，uptakeは過小評価を起こすので，3時間以降決まった時間に撮像するよう心がける．
- □使用するコリメータや画像再構成条件により，画質やSBRに影響するため，同一コリメータ，同一処理で行うのが基本．
- □Bolt法の関心領域の設定は，解析者による誤差が生じる可能性があるため注意を要する．また，参照領域の脳脊髄液（CSF）の容積が影響する場合もあるため，CSFの影響を考慮する必要がある．

6 心筋交感神経シンチグラフィ

パーキンソン病やレビー小体型認知症（DLB）は，心臓交感神経系の変性を伴うことが多く，^{123}I－MIBGトレーサの心筋の取り込みが低下する．アルツハイマー病や他のパーキンソン症候群は取り込みが低下しないため，病態の鑑別，早期診断に有用な検査である．

1）検査目的

- □パーキンソン病とパーキンソニズム類縁疾患との鑑別
- □レビー小体型認知症とアルツハイマー病の鑑別

2）適応疾患

パーキンソン病，レビー小体型認知症（DLB）

3）放射性医薬品

放射性医薬品	一般名	商品名	投与量（MBq）
^{123}I-MIBG	3-ヨードベンジルグアニジン（^{123}I）注射液	ミオMIBG®－I123注射液	111

4）集積機序

静注後心交感神経終末やカテコールアミン（CA）産生細胞のノルアドレナリン（NA）再摂取機構（uptake-1）を介して主としてNA貯蔵顆粒に取り込まれる．パーキンソン病およびレビー小体型認知症（DLB）では，心臓交感神経の変性，脱神経により取り込み（uptake）が低下することになる．

5）前処置

レセルピン，三環系抗うつ剤，塩酸ラベタロールを投与している場合，心筋集積が低下する場合があるため，事前チェックし休薬する必要がある．

6）検査方法

RI投与後15～30分待ってからplaner前面像を撮像する．(初期像)

3～4時間経過後に後期像を撮像する（図A）．初期像と後期像は出来るだけ同じ位置で撮像する．SPECT撮像はplaner像の後に引き続き撮像するが，脳神経領域の疾患目的の場合は必ずしも必要ではない（心疾患の場合は必ず撮像する）．心臓部（H）と上縦隔部（M）にROIを設定し，H/Mを算出する（図B）．

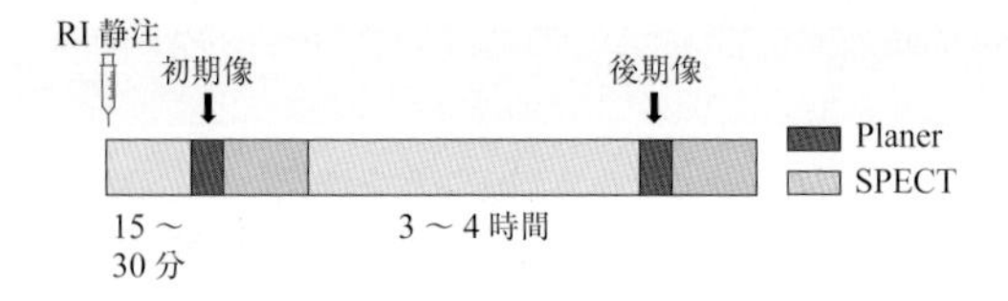

図A　心筋交感神経シンチグラフィのプロトコル

心疾患の場合，心筋クリアランスを見るために洗い出し率（Washout rate）も算出する．

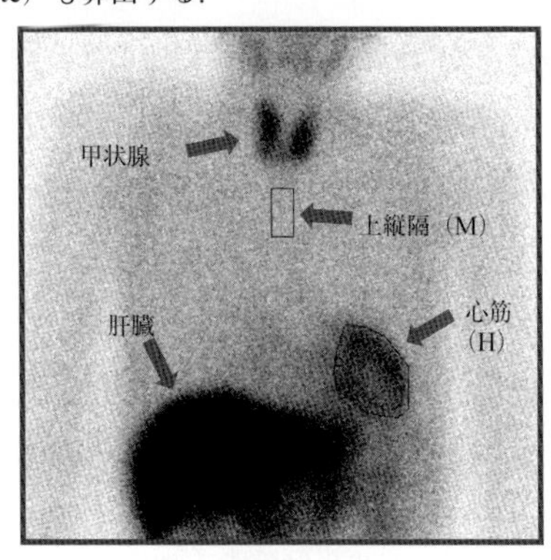

図B　関心領域の設定と正常例

7）画像解剖（正常画像）

心/縦隔比（H/M比）の正常範囲の下限値は2.2である（正常範囲2.2～4.4）．

8）臨床への適応（疾患画像）

MIBGの心筋集積が低下する例は，パーキンソン病（PD），レビー小体型認知症（DLB）が代表的である．その他，自律神経系の不全でも低下することがある（図C）．

MIBGの心筋集積が低下しない例は，アルツハイマー型認知症（AD），多系統萎縮症（MSA）などが代表的である．その他にも，進行性核上性麻痺（PSP），皮質基底核変性症（CBD），前頭側頭型認知症（FTD），本体性振戦（ET），健常者なども同様に低下しない．

心筋集積のない症例

パーキンソン病

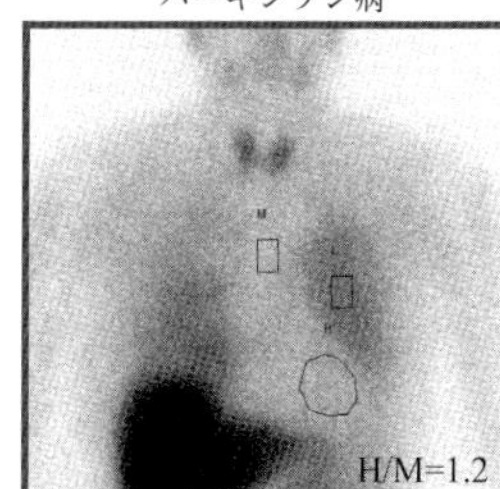

レビー小体型認知症

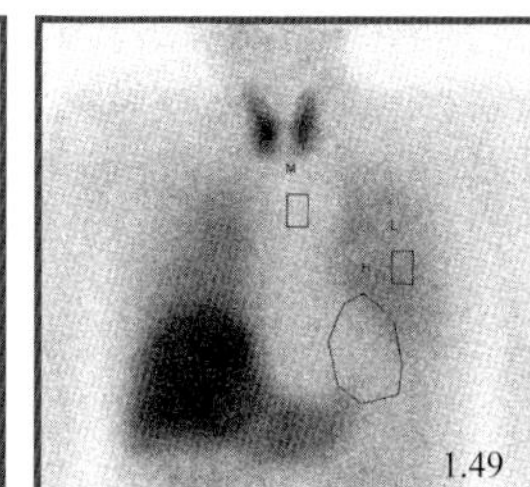

心筋集積のある症例

アルツハイマー型認知症

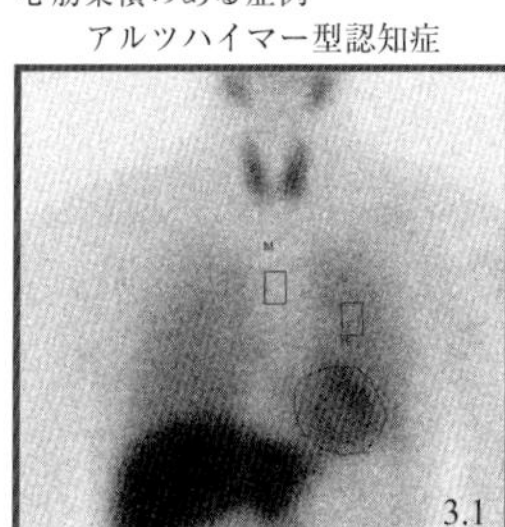

多系統萎縮症

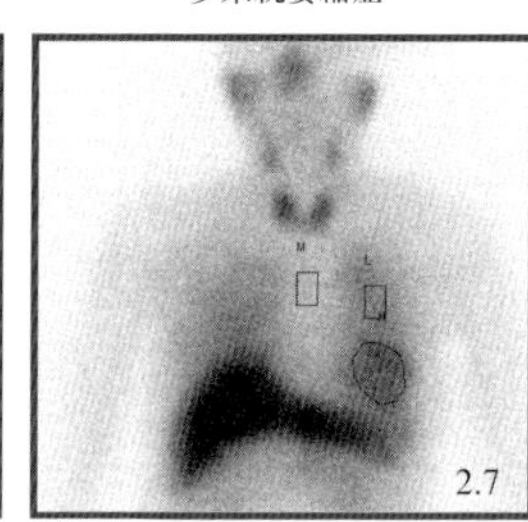

図 C　症例

9）検査の注意点

□使用するコリメータによりH/M比が変わるため，同じコリメータを使用する．

□H/M算出のためのROI設定は，初期像で設定したROIを後期像に利用し，同じROI，同じ位置になるよう設定する．

□ROI設定の再現性を高めるために，半自動設定を行うソフトウェアの利用も考慮する．

□あらかじめファントム実験によって，コリメータ変換係数を算出すれば，コリメータや検査装置の違いによる施設間差をなくすことができる．

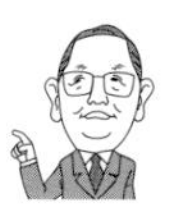

7 脳槽シンチグラフィ

脳脊髄液（CSF）はおもに脈絡叢から分泌され，脳室内から大脳槽へと流れ，一部は脊髄腔を循環し，最終的には傍矢状部のクモ膜絨毛で吸収され，上矢状静脈洞から血中に戻る．

^{111}In-DTPAトレーサは，CSFと生理的に類似しており，脊髄腔内にトレーサを注入することによって，脳脊髄液の動態を継時的に観察することができる．

1）検査目的

□脳脊髄液（CSF）の循環と吸収の診断
□脳脊髄液短絡路の機能評価
□外傷や術後の髄液漏の検出

2）適応疾患

正常圧水頭症，脳脊髄液漏出症，脳脊髄液減少症（低髄液圧症候群）

3）放射性医薬品

放射性医薬品	一般名	商品名	投与量（MBq）
^{111}In-DTPA	ジエチレントリアミン五酢酸インジウム（^{111}In）注射液	インジウムDTPA（^{111}In）注	18.5 ～ 37

4）集積機序

腰椎穿刺により脊髄液腔内に投与されたトレーサは，髄液流に従って脳槽へ上行し，上矢状洞から吸収され血中へと移行し，腎臓から尿中排泄される．

5）前処置

穿刺前1時間は食事を避ける．穿刺後も安静にする．
髄液漏の場合，鼻腔や耳孔を脱脂綿で栓をしておく（検査後測定）．

6）検査方法

無菌操作に注意し，21 ～ 23ゲージの穿刺針で腰椎穿刺．脊髄クモ膜下腔に^{111}In-DTPA　37 MBqを注入．投与後3時間程度は，臥位状態を保つ．正常圧水頭症疑いの場合，頭部を3，6，24，48時間と経時的に撮像する．

（4方向のPlaner像で，撮像時間は1方向5分を基本とする．翌日以降は^{111}Inの物理的減衰を考慮し撮像時間を延長する（図A）．）

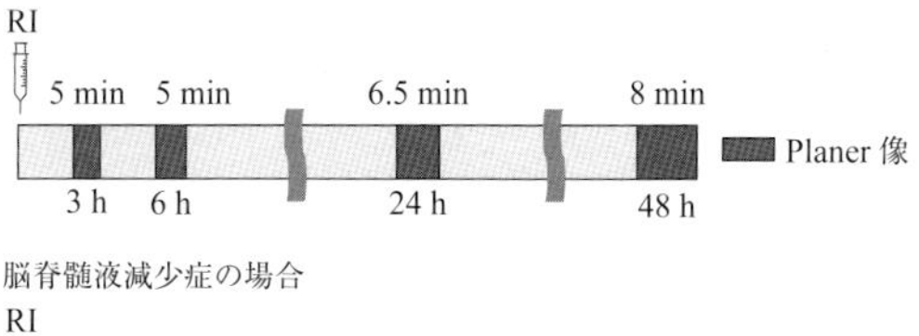

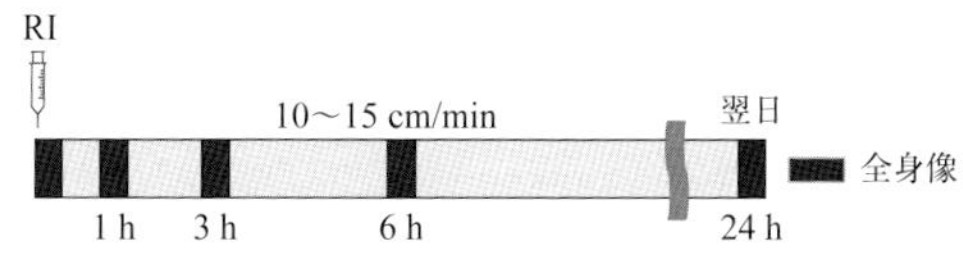

図A　脳槽シンチグラフィのプロトコル

脳脊髄液減少症の場合，投与時，1，3，6，24時間と経時的に全身像を撮像する（10 ～ 15 cm/min 程度）．

全身スキャン像にROIを設定し，24時間のRI残存率を測定する．

7）画像解剖（正常画像）

3 ～ 6時間で大脳半球間裂，シルヴィウス槽へ到達し，対照的に分布する（図B）．

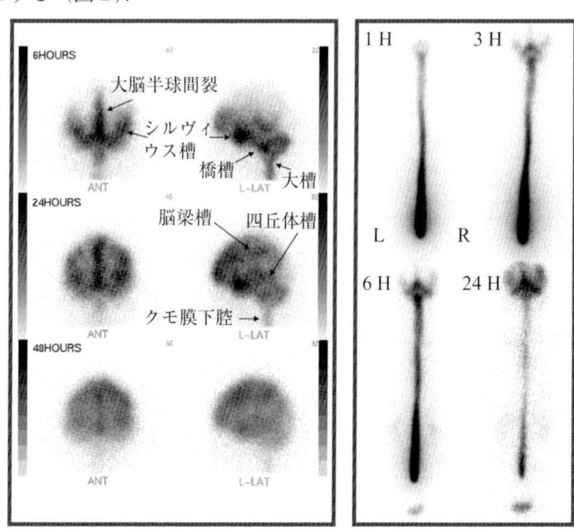

図B　正常画像（Planer 画像，全身画像）

24時間後には上矢状静脈洞に達する．

48時間後にはすべてクモ膜下腔に移行する．

全身スキャンでは投与後早期（1 ～ 3時間程度）の膀胱描出は認

めない．全身クリアランスの指標として，RI残存率30％が髄液漏の閾値となる．

8）臨床への適応（疾患画像）

突発性正常圧水頭症（iNPH）の例（図C）：

24時間経過しても脳室内集積が増加しているのみであり，48時間経過しても十分にクモ膜下腔に移行していない（循環遅延）．CT画像において，Evans indexは0.46であり閾値の0.3を超えている．

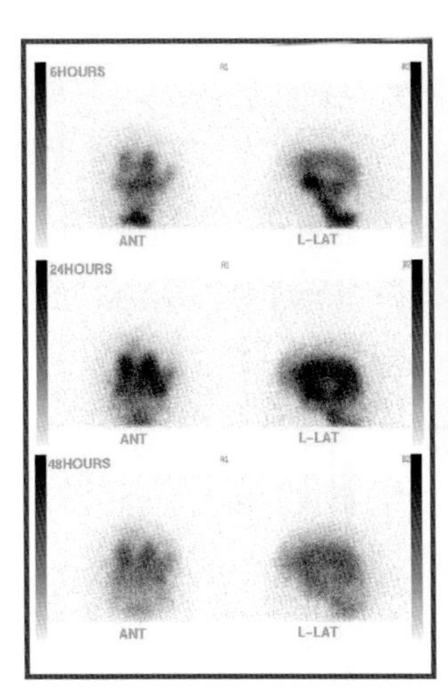

CT画像

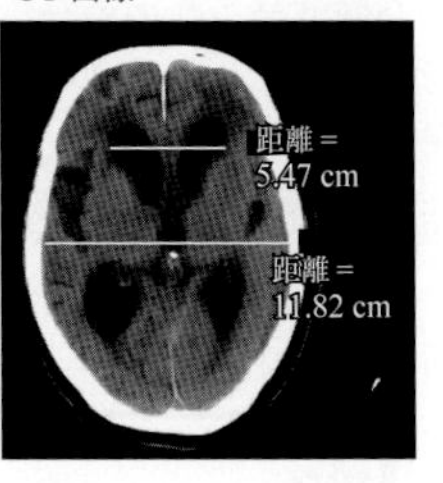

Evans index = 0.46 > 0.3

図C　突発性正常圧水頭症

脳脊髄液減少症の例（脳槽シンチにて漏出部位が明らかなケース）

投与後3時間にて，頸胸髄からのトレーサの漏れ及び膀胱貯留を認める．24時間のRI残存率は7.9％と極めて低い（＜30％）．脳槽シンチでは，①早期膀胱描出，②脳脊髄液漏出像，③RIクリアランスの亢進の1項目以上認められれば，髄液漏出と診断する（図D）．

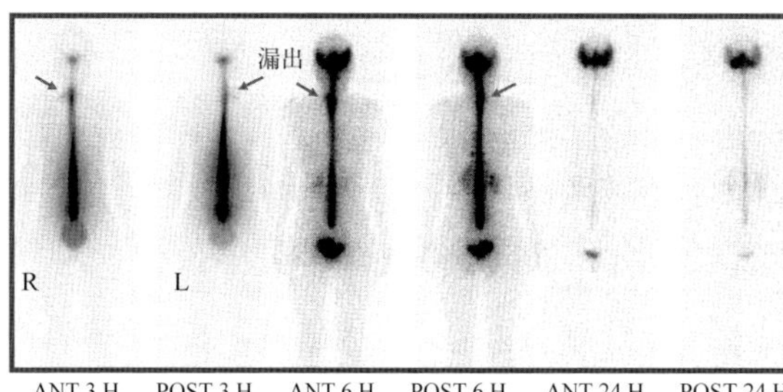

図 D 脳脊髄液減少症（画像提供 中村記念病院）

9）検査の注意点

□投与時の無菌操作，放射能汚染に注意する．
□特に髄液循環が遅い場合は72時間後を追加撮像する．
□小児の場合，循環が早いので撮像時間を早める．
□SPECT/CTは，形態情報が付加されるため，貯留の分布や漏出部位の同定などに役立つことがある．

メモ

OSCEに必要な知識

Q1：脳血流トレーサの特徴を，CTやMRIで造影剤を用いる脳灌流（Perfusion）検査と対比させて論述せよ.

Q2：ACZ負荷検査について誤っているものはどれか？
a. ACZの脳血管拡張作用は，その程度は静注直後より継時的に変化する.
b. 事前に患者に対して十分な説明と同意書を取得する必要がある.
c. ACZは利尿作用があるので，検査前の排尿を行う.
d. 検査中は，血圧，脈拍，酸素飽和度をモニタリングする.
e. 検査終了後，約1時間程度は引き続きモニタリングし，異常の早期発見に努める.

Q3：脳血流（CBF）の自動調節能（オートレギュレーション）と脳血流とガス分圧の関係を説明せよ.

Q4：減弱補正（AC），散乱線補正（SC）が定量値に与える効果を述べよ.

Q5：脳受容体シンチグラフィにおいてベンゾジアゼピン系の製剤を服用していた場合，どのような影響を考慮しなければいけないか？

Q6：DAT検査で散乱線補正と減弱補正によってSBRの値にどのような変化を認めるか？

Q7：MIBG検査で誤って常時使用していたコリメータと違うものを使用した．リカバリー方法を述べよ.

Q8：パーキンソン症候群を疑った場合，MIBGとDATをどのように使い分ければよいか？

Q9：低髄液圧症候群を患う原因で多いケースは何か？

A1：
脳血流トレーサは，脂溶性でありBBBを容易に通過するため，脳組織レベルの血流を観察することが可能である．従って，血液を供給する血管系の疾患や脳組織内部で起きる器質的な疾患に対しても評価可能である．一方，造影剤はBBBを通過しないため，脳灌流検査は毛細管の2次的な流れを観察していることになる．血管系の疾患は有効だが組織内部で起こる器質的な疾患は観察が難しいことがわかる．

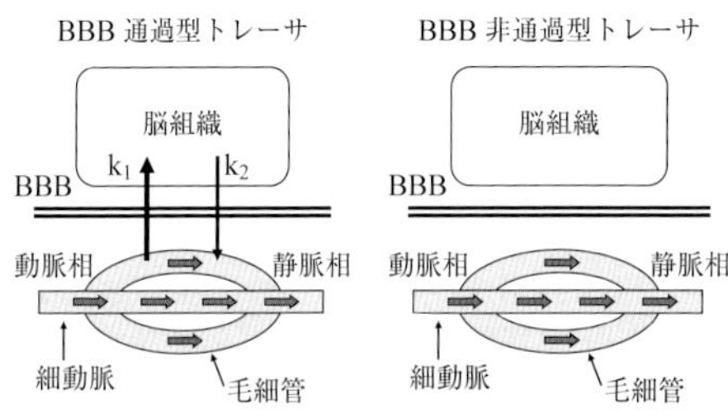

A2：
d．心電図モニタも必要である．また，直ちに酸素投与が可能な準備も必要．
（ACZ使用に関するガイドラインを参照）

A3：
オートレギュレーションとは，脈圧（PP）が変動（60～150 mmHg）してもCBFを一定に保とうとする保持機能のことである．CO_2分圧（$PaCO_2$）とCBFは正比例の関係があり，$PaCO_2$が高くなれば，CBFもほぼ直線的に増加する．O_2分圧（PaO_2）は，基本はCBFに影響しないが，50 mmHgよりも下がると急激にCBFは増加する．その他，ヘマトクリット値（Ht）とCBFは緩やかな逆相関関係があり，喫煙者などHtの高い例ではCBFは低めの値を示す．

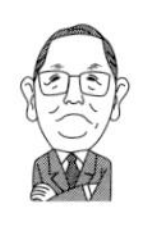

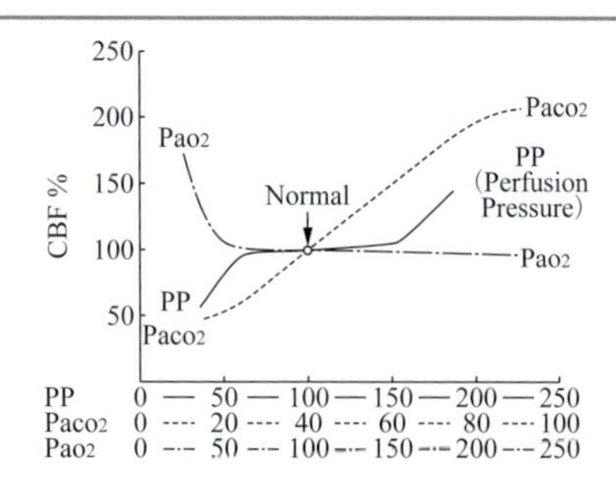

A4：

ACは径の違いによる減弱の度合いや頭蓋骨の減弱の補正を行う．散乱線は頭部の散乱線の度合いを補正する．カウントベースでみると，SCにより20%程度下がり，ACにより2倍以上に持ち上がる．CBFに換算すると，SCACの方が傾きが大きく低い所はより低く，高い所はより高く算出され，定量値の精度が上昇する．

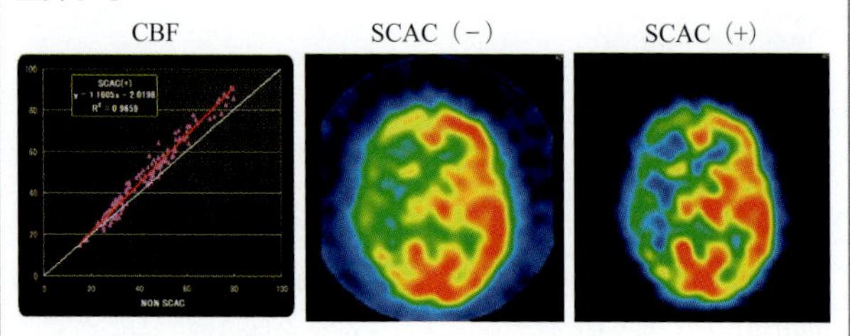

A5：

受容体結合の競合が起こり，脳内集積が低下する可能性を考慮しなければならない．

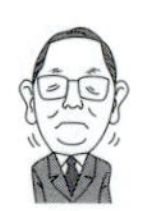

A6：
どちらの補正もSBRを上昇させる方向である．特にACよりもSCの方が，補正効果が強く，NON<AC<SC<ACSCの順となりACSCが一番高い数値を示す．正常データベースと比較する際に，あらかじめファントム測定により関係式を作成して補正するのが望ましい．

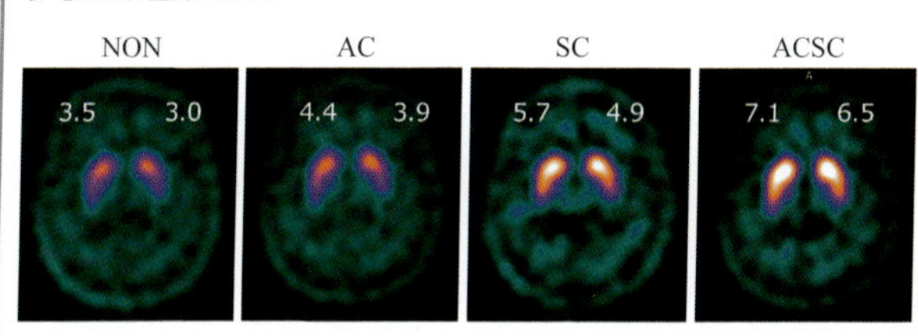

A7：
標準化H/M比を利用している場合は，コリメータ変換係数を変更して算出する．そうでなければ，ファントム実験により，日常使用しているコリメータとの関係式を作成し，概算して日常用H/M比を算出する．

A8：
最初にDATを行い，節前部の低下所見があればMIBGを追加検査．

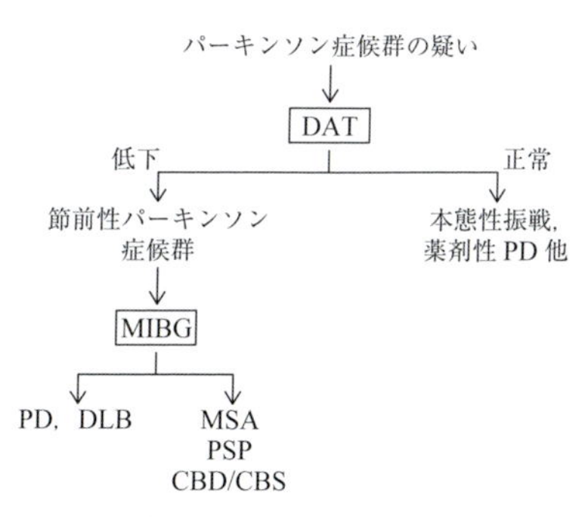

A9：
交通事故などの外傷による場合が多い．頸椎捻挫（むち打ち症）とも関連性があると言われている．

1 甲状腺シンチグラフィ

甲状腺は血中のヨウ素を選択的に捕獲し有機化することで甲状腺ホルモン（トリヨードサイロニン，サイロキシン）を合成および分泌する働きを持っている．甲状腺ホルモンは，発育や成長に必要であり，また新陳代謝を活発にする働きがあるため，生命活動の重要な役割を担っている．甲状腺シンチグラフィは，このヨウ素捕獲やホルモン合成など甲状腺機能を画像化や数値化できるため，さまざまな甲状腺疾患の診断に有用である．

1）検査目的

□甲状腺機能と形態の診断
□甲状腺機能亢進症に対する ^{131}I 投与量の決定
□甲状腺分化癌術後の残存甲状腺や転移巣の検索

2）適応疾患

バセドウ病（グレーブス病），甲状腺機能亢進（低下）症，亜急性甲状腺炎，無痛性甲状腺炎，異所性甲状腺，および甲状腺分化癌など

3）放射性医薬品

放射性医薬品	一般名	商品名	投与量 (MBq)
$Na^{131}I$	ヨウ化ナトリウム（^{131}I）カプセル	ラジオカップ®	3.7 ～ 7.4
$Na^{123}I$	ヨウ化ナトリウム（^{123}I）カプセル	ヨードカプセル-123	7.4
$^{99m}TcO_4^-$	過テクネチウム酸ナトリウム	テクネシンチ®注 テクネゾール® メジテック® ウルトラテクネカウ®	75 ～ 185

4）集積機序

$Na^{131}I$，$Na^{123}I$：イオン捕獲およびホルモン合成
$^{99m}TcO_4^-$：イオン捕獲

5）前処置

$Na^{131}I$，$Na^{123}I$：1 ～ 2 週間のヨード制限（食品，甲状腺ホルモン，拮抗薬，およびヨード系造影剤など）が必要
$^{99m}TcO_4^-$：特になし

6）検査方法

$Na^{131}I$，$Na^{123}I$：カプセルを服用し，3時間後（捕獲能）と24時間後（ホルモン合成能）に頸部正面のplaner撮像を行う．摂取率を測定する場合は，頸部ファントムを用いてコントロールデータを収集する．摂取率は，投与量とバックグラウンドを差し引いた甲状腺への集積量の比率からの測定する（図A）．

$$甲状腺摂取率 = \frac{甲状腺カウント - バックグラウンドのカウント}{コントロール線源のカウント} \times 100\%$$

$^{99m}TcO_4^-$：静注20～30分後にplaner撮像を行う．摂取率を測定する場合は，頸部ファントムを用いて投与前と投与後の放射能量を測定する（図B）．

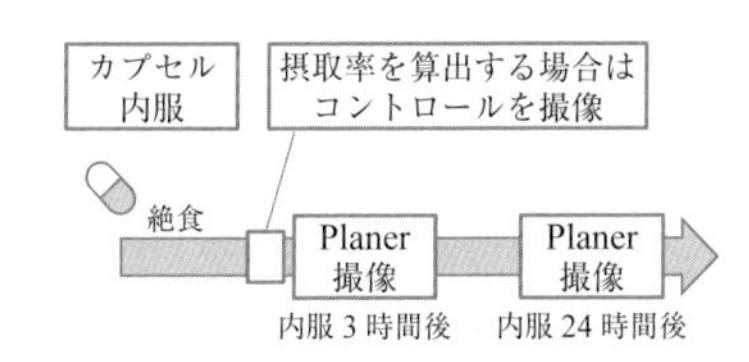

図A　甲状腺シンチグラフィの検査プロトコル

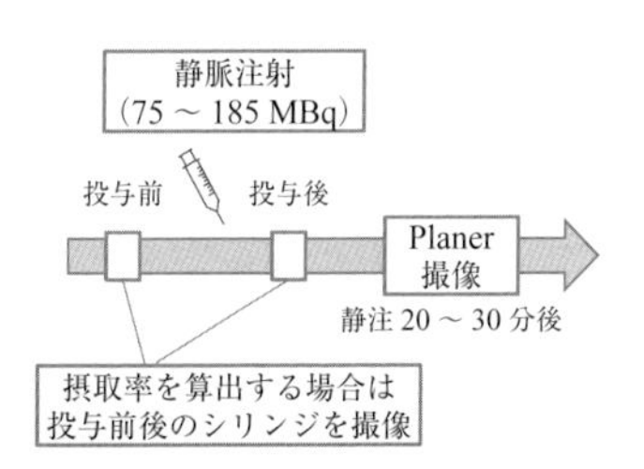

図B　甲状腺シンチグラフィの検査プロトコル

7）画像解剖（正常画像）（図C）

$Na^{131}I$，$Na^{123}I$：正常な甲状腺は蝶形に描出され，左右の濃度はほぼ等しく均一に分布する．頬部が状出されることは少なく，まれに錐体葉が描出されることがある．摂取率の正常値は，3時間後で5～20%，24時間後で10～35%を示す．

$^{99m}TcO_4^-$：^{123}Iに比較してバックグラウンドへの集積が高く，耳下腺や顎下腺が描出される．また，$^{99m}TcO_4^-$が唾液に移行するため口腔内や食道に沿った集積がみられる場合がある．摂取率は，0.4～3.0%である．

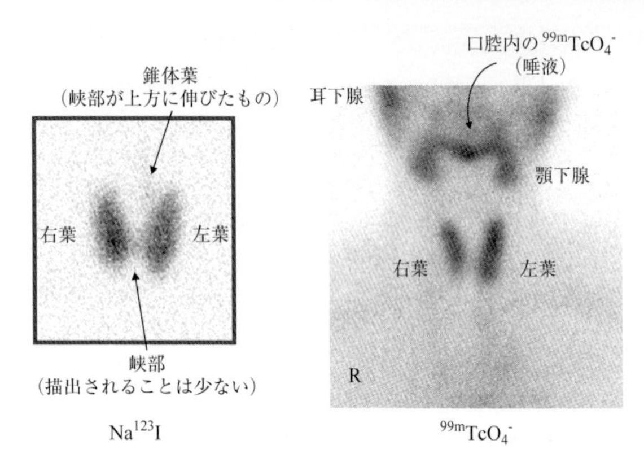

図 C　甲状腺シンチグラム（画像提供　岡山大学病院）

8）臨床への適応（疾患画像）

バセドウ病：自己免疫疾患のひとつで甲状腺機能亢進症を起こす代表的な疾患である．甲状腺の肥大と過形成が起こるため，びまん性の腫大像を呈す（図 D）．

亜急性甲状腺炎：一時的に生じる甲状腺の炎症で，甲状腺中毒症をひきおこす疾患のひとつ．亜急性甲状腺炎では甲状腺が描出されない場合が多い（図 E）．

異所性甲状腺：舌部，舌根部，喉頭前部，縦隔内に甲状腺組織が存在する疾患で，甲状腺機能は正常な場合が多い．甲状腺ホルモンの分泌不全を伴う場合，甲状腺機能低下症の要因となる（図 F）．

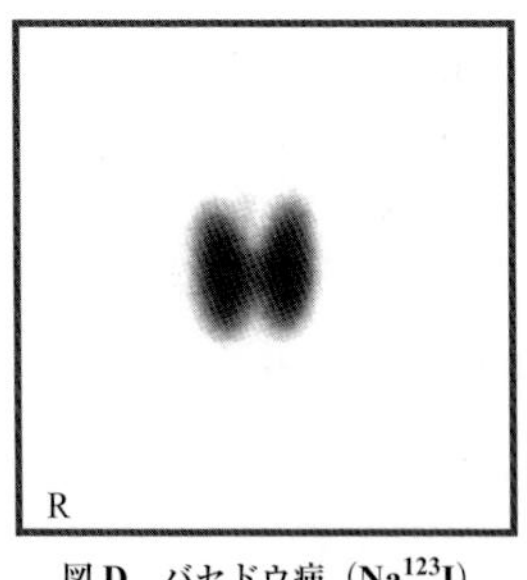

図 D　バセドウ病（$Na^{123}I$）

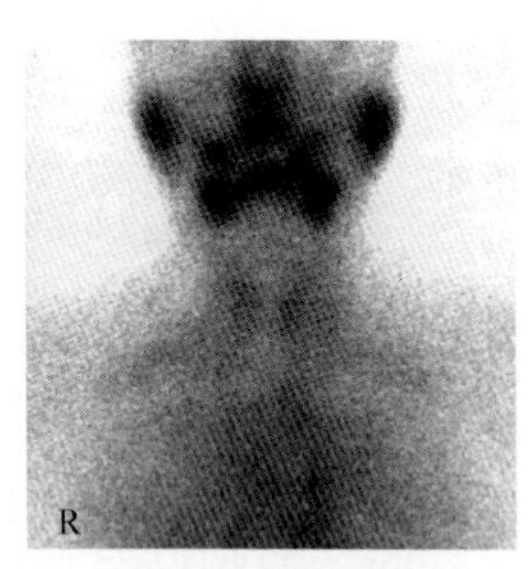

図 E　亜急性甲状腺炎

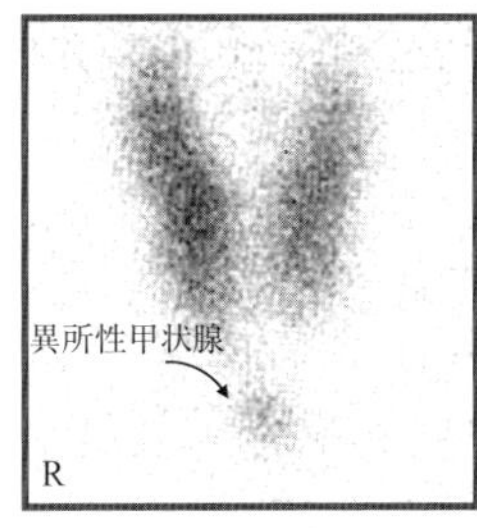

Planer 画像

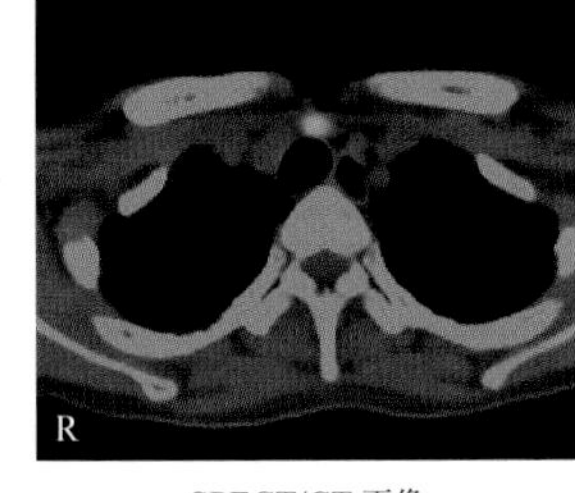

SPECT/CT 画像

図 F 異所性甲状腺（Na^{123}I）（画像提供 岡山大学病院）

9）検査の注意点

- □放射性医薬品は胎盤を通過し，また母乳中にも排泄されるため，妊娠中や授乳中の場合は投与を避ける方が望ましい．
- □医師の判断で実施する場合は，授乳休止期間を設ける．
- □甲状腺ホルモン合成障害がある場合，過塩素酸カリ（ロダンカリ）放出試験を行うことで摂取率が低下する（10% 以上）．
- □T_3 抑制試験は，甲状腺機能亢進症の診断やバセドウ病の治療効果判定に用いられる．
- □甲状腺がんのシンチグラフィとして，^{201}TlCl（乳頭がん，濾胞がんなどの分化がん），^{67}Ga クエン酸（未分化がん，悪性リンパ腫），^{123}I-MIBG（髄様がん）が用いられる．

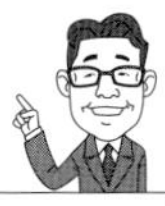

メモ

2 副甲状腺シンチグラフィ

副甲状腺は左右対称・上下2対ずつ合計4腺存在し，血中のカルシウム濃度を上昇させる副甲状腺ホルモン（parathyroid hormone：PTH）を分泌する役割を持っている．形状は紡錘形または卵円形で，甲状腺の左右両葉の裏面に位置する．副甲状腺シンチグラフィでは，PTHを過剰に分泌する副甲状腺機能亢進症の要因となる副甲状腺腺腫や過形成などを描出することができる．

1）検査目的

□副甲状腺の局在診断と機能評価
□異所性副甲状腺の検出

2）適応疾患

原発性副甲状腺機能亢進症，二次性副甲状腺機能亢進症，および異所性副甲状腺など

3）放射性医薬品

放射性医薬品	一般名	商品名	投与量（MBq）
^{201}TlCl	塩化タリウム	塩化タリウム（201Tl）注NMP 塩化タリウム-Tl201注射液	74 ～ 111
$^{99m}TcO_4^-$	過テクネチウム酸ナトリウム	テクネシンチ®注 テクネゾール® メジテック® ウルトラテクネカウ®	75 ～ 185
^{99m}Tc-MIBI	ヘキサキス（2-メトキシイソブチルイソニトリル）テクネチウム	カーディオライト®	370 ～ 740

4）集積機序

^{201}TlCl，$^{99m}TcO_4^-$：能動輸送
^{99m}Tc-MIBI：ミトコンドリアと細胞膜の電位差

5）前処置

特になし

6）検査方法

^{201}TlCl ＋ $^{99m}TcO_4^-$：^{201}TlCl投与5分後に耳下腺・顎下線～縦隔を含めたplaner撮像を行う（図A）．次に体動に注意しながら

$^{99m}TcO_4^-$ を投与し，15～20分後に同一部位を撮像する（サブトラクション法）.

^{99m}Tc-MIBI：投与10分後から早期像（planer）を撮像し，2時間後に後期像（planer）を撮像する（図B）．場合によりSPECT（SPECT/CT）撮像を追加する（ダブルフェーズ法）.

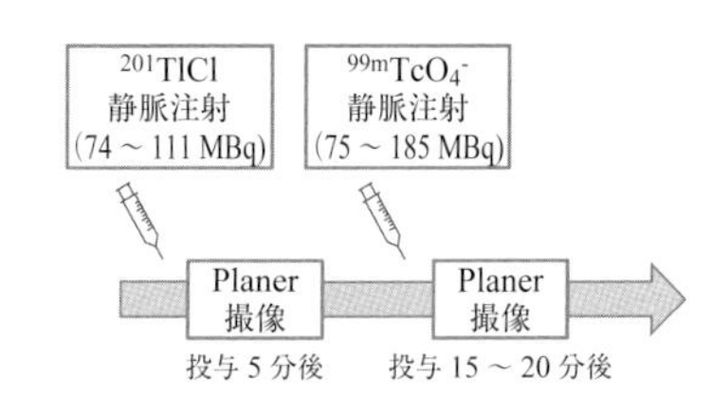

図A　副甲状腺シンチグラフィの検査プロトコル

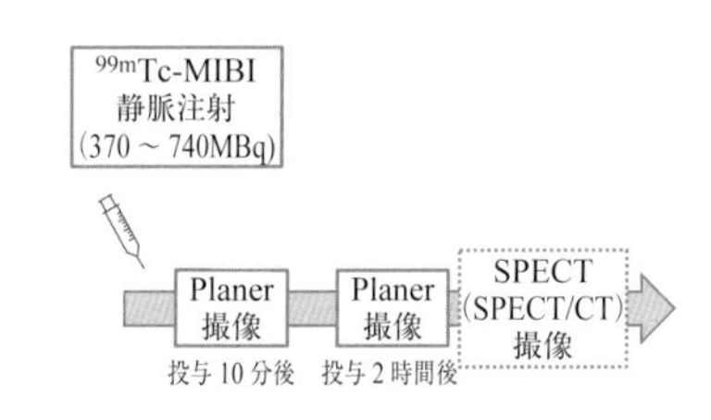

図B　副甲状腺シンチグラフィの検査プロトコル

7）画像解剖（正常画像）

^{201}TlCl：甲状腺に集積を示すが，正常な副甲状腺は描出されない．$^{99m}TcO_4^-$ は甲状腺のみに集積する.

^{99m}Tc-MIBI：甲状腺に集積を示すが，洗い出しが早いため集積は時間とともに減少する．正常な副甲状腺は描出されない（図C）.

8）臨床への適応（疾患画像）

原発性副甲状腺機能亢進症：副甲状腺腺腫や過形成などにより副甲状腺ホルモンが過剰に分泌され，高カルシウム血症や腎結石，骨粗鬆症などを引き起こす疾患．^{201}TlClは甲状腺と過機能の副甲状腺に集積するため，$^{99m}TcO_4^-$ を用いて甲状腺をサブトラクションすることで局在診断が可能となる（図D）．^{99m}Tc-MIBIも同様に甲状腺と過機能の副甲状腺に集積するが，副甲状腺の洗い出しは甲状腺より遅いため，後期像で副甲状腺の集積が明瞭となる（図E）.

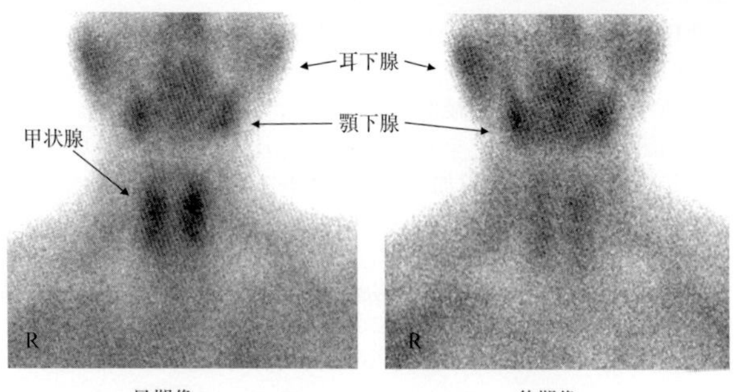

早期像　　後期像

図 C　^{99m}Tc-MIBI によるシンチグラム（異常所見なし）

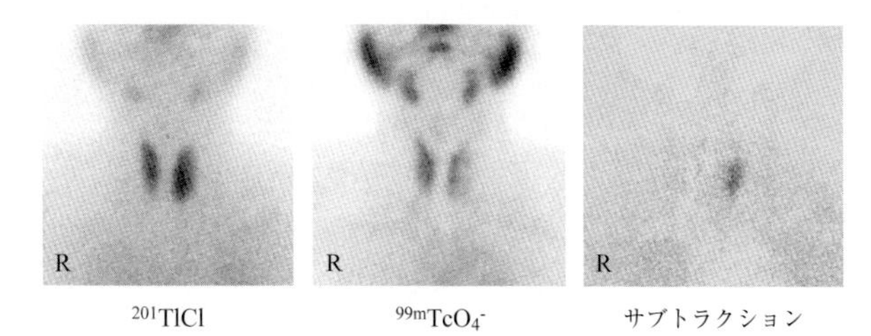

^{201}TlCl　　$^{99m}TcO_4^-$　　サブトラクション

図 D　原発性副甲状腺機能亢進症
（^{201}TlCl/$^{99m}TcO_4^-$ サブトラクション法）
（画像提供　近畿大学高度先進医療センター）

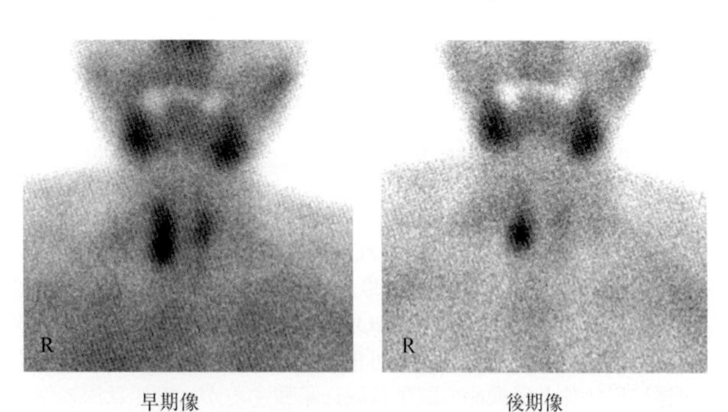

早期像　　後期像

図 E　^{99m}Tc 原発性副甲状腺機能亢進症（^{99m}Tc-MIBI ダブルフェイズ法）

9) 検査の注意点

- □サブトラクション法では体動の影響を軽減するために事前に血管を確保しておくことが望ましい.
- □$^{99m}TcO_4^-$ を投与したあとに $^{201}TlCl$ を投与して2核種同時収集を行う方法がある.
- □^{99m}Tc-MIBIは投与後に苦みを感じることがあるので，事前に十分な説明を行う.
- □SPECT（SPECT/CT）撮像は局在診断に有効であるため，積極的に実施する.

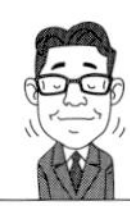

メモ

3 副腎皮質シンチグラフィ

副腎は腎上端部に位置し，内層の髄質（10%）と外層の皮質（90%）から構成される．副腎皮質は3層（球状層・束状層・網状層）から構成され，それぞれ副腎皮質ホルモン（アルドステロン・コルチゾール・アンドロゲン）が合成される．副腎皮質シンチグラフィでは副腎皮質刺激ホルモンに関連した放射性医薬品を用いることで副腎皮質の機能と代謝を評価できる．

1）検査目的

□副腎皮質の機能と代謝異常

2）適応疾患

原発性アルドステロン症およびクッシング症候群など

3）放射性医薬品

放射性医薬品	一般名	商品名	投与量（MBq）
^{131}I-Adosterol	ヨウ化メチルノルコレステノール	アドステロール®-I131注射液	18.5 ～ 37

4）集積機序

副腎皮質ホルモンの合成素材として副腎に集積

5）前処置

甲状腺ブロックのためヨウ化カリウムやルゴール液を5～7日間投与する．

6）検査方法

投与6～9日後に副腎を中心に背面像とSPECT（SPECT/CT）を撮像する（図A）．

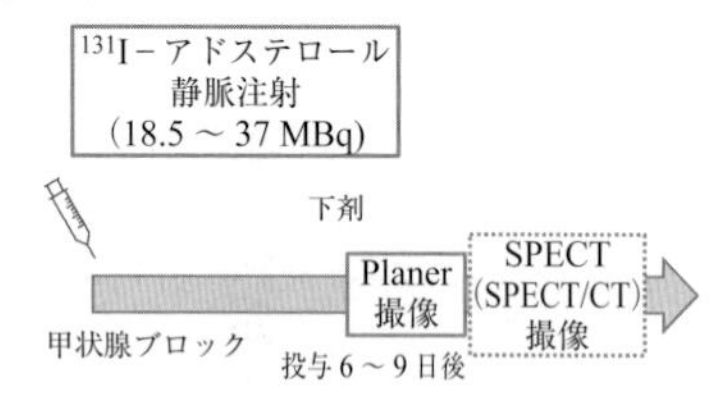

図A　副腎皮質シンチグラフィの検査プロトコル

7）画像解剖（正常画像）

両側副腎が描出され，左副腎は右副腎よりも淡く描出される場合が多い（図B）．

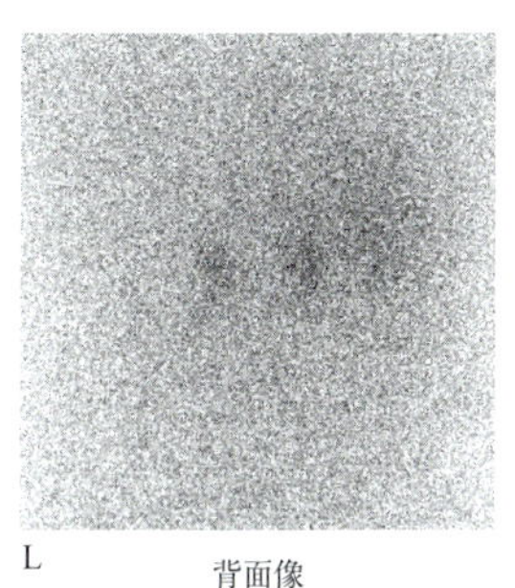

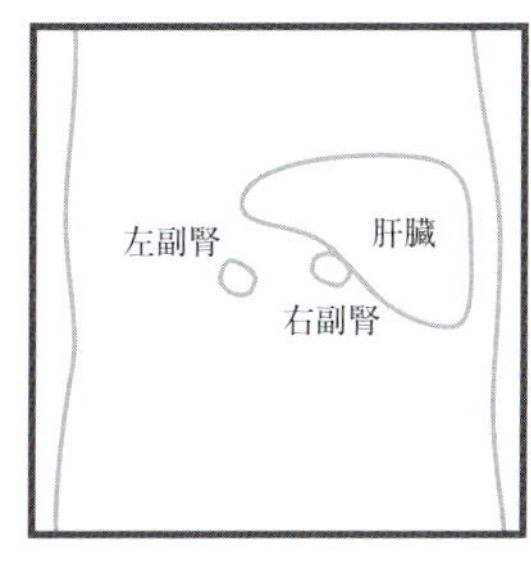

図B ^{131}**I-アドステロール**によるシンチグラム（異常所見なし）

8）臨床への適応（疾患画像）

原発性アルドステロン症：アルドステロンの過剰分泌により血圧上昇や低カリウム血症を呈する疾患．多くの場合は腺腫（一側性）であるが，まれに過形成や副腎癌が原因となる．腺腫の場合は高集積像となるが，過形成の場合は左右の集積に差を認めないことが多いため，デキサメサゾン負荷試験が行われる（図C）．

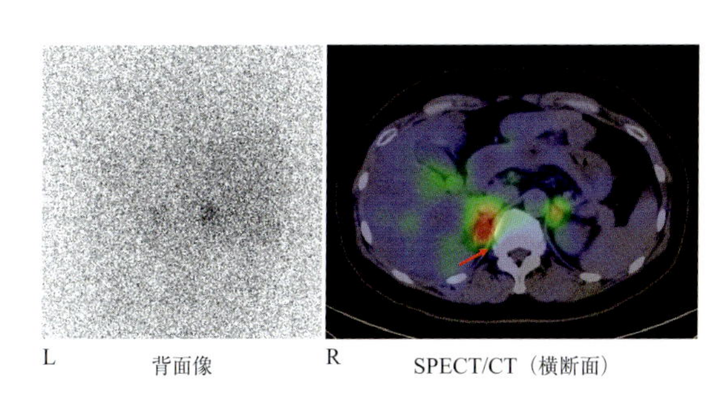

図C　原発性アルドステロン症（画像提供　岡山大学病院）

クッシング症候群：コルチゾールの過剰分泌により中心性肥満や満月様顔貌など特徴的な症状を呈する疾患．副腎皮質刺激ホルモンの過剰分泌が原因の場合はクッシング病と呼ばれる．クッシング症候群では，副腎への集積が亢進し，腫大像がみられる（図D）．

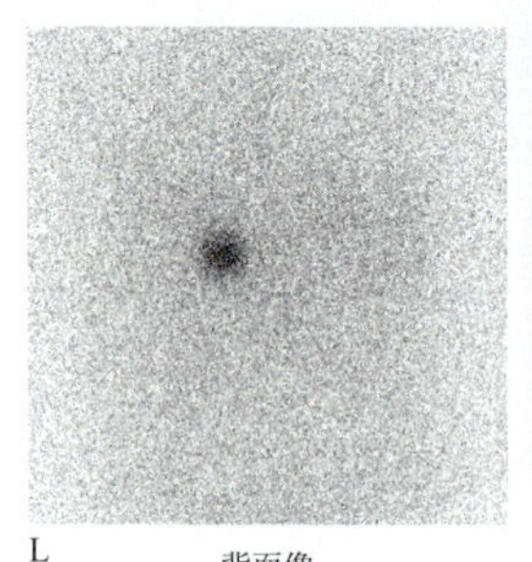

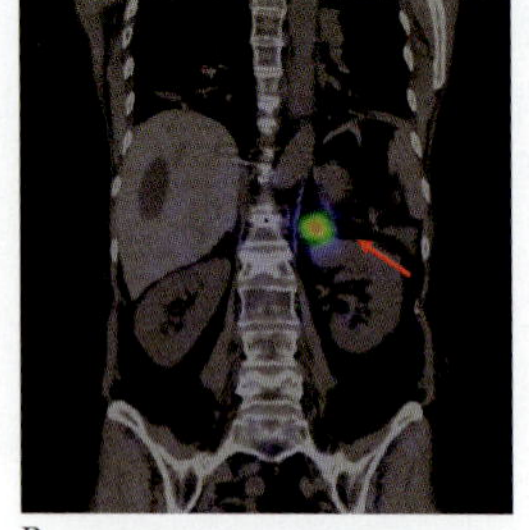

図 D　クッシング症候群（画像提供　岡山大学病院）

9）検査の注意点

- □ ^{131}I-アドステロールにはエタノールが添加されているため，生理食塩水で 2 倍以上に希釈し 30 秒以上かけて投与することが望ましい.
- □ 甲状腺被ばくを防止するため，ヨウ化カリウムやルゴール液による甲状腺ブロック（5 ～ 7 日）を行う.
- □ デキサメサゾン負荷試験では投与 2 ～ 3 日前から検査終了日までデキサメサゾン 3 mg/日を投与する.
- □ SPECT（SPECT/CT）撮像は局在診断に有効であるため，積極的に実施する.
- □ 腸管集積が高い場合は，下剤投与など前処置を行う.

メモ

4 副腎髄質シンチグラフィ

副腎髄質は皮質に囲まれており，アドレナリンやノルアドレナリン，ドーパミンなどのカテコールアミンを生成し分泌する．副腎髄質シンチグラフィでは，^{131}I-MIBGが用いられていたが，半減期や画質の点から現在は^{123}I-MIBGが用いられている．褐色細胞腫や神経芽腫，および甲状腺髄様癌はカテコールアミン産生細胞を持っており，カテコールアミン産生細胞に取り込まれる^{123}I-MIBGを用いることでこれらの局在診断が可能となる．

1）検査目的

□副腎髄質疾患の局在診断

2）適応疾患

褐色細胞腫・神経芽腫・甲状腺髄様癌など

3）放射性医薬品

放射性医薬品	一般名	商品名	投与量（MBq）
^{123}I-MIBG	3-ヨードベンジルグアニジン	ミオMIBG®-I123	111～222

4）集積機序

ノルアドレナリンの再摂取機構（Uptake-1）を介して心臓の交感神経終末や副腎髄質細胞に取り込まれる．

5）前処置

甲状腺ブロックのためヨウ化カリウムやルゴール液を投与する．

6）検査方法

投与24時間後に全身と腹部の背面像またはSPECT（SPECT/CT）撮像を行う．必要に応じて6時間後および48時間後の撮像を追加する（褐色細胞腫）．神経芽腫の場合は，投与6時間後と24時間後に撮像を行う．必要に応じて48時間後の撮像を追加する（図A）．

7）画像解剖（正常画像）

唾液腺，心臓，肝臓，膀胱が描出される．肺や腸管がわずかに描出される場合もある．^{123}I-MIBGでは正常副腎に生理的集積を認める場合が多い（図B）．

8）臨床への適応（疾患画像）

褐色細胞腫：副腎髄質や傍神経節から発生するカテコールアミン

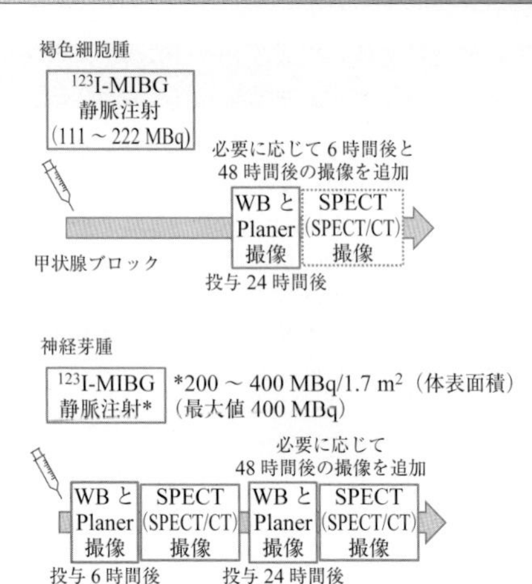

図 A　副腎髄質シンチグラフィの検査プロトコル

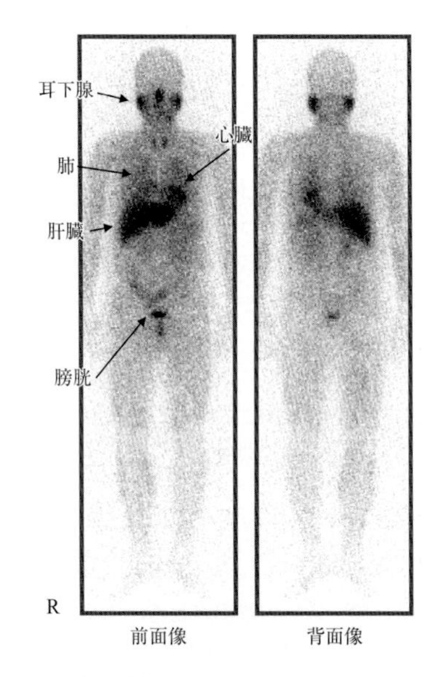

図 B　^{123}I-MIBG によるシンチグラム（異常所見なし）

産生腫瘍で，カテコールアミンなどが大量分泌されて代謝亢進や高血圧などの症状を引き起こす．副腎髄質シンチグラフィでは腫瘍に一致した高集積像となる（図C）．

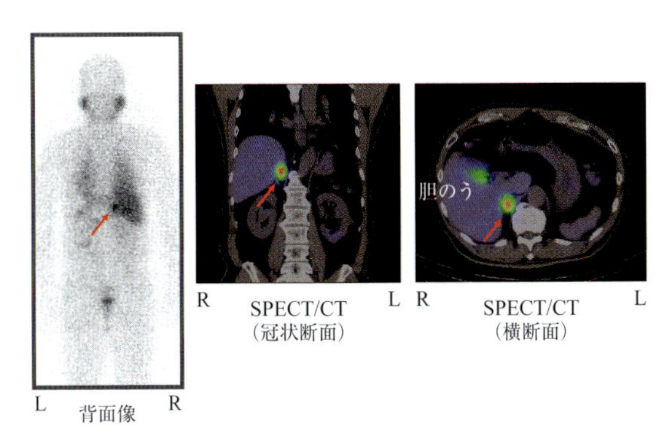

図C　褐色細胞腫（画像提供　岡山大学病院）

神経芽腫：交感神経節や副腎髄質から発生する腫瘍で，副腎髄質がもっとも多く，ついで頸部や胸部，骨盤部などでみられる．骨や骨髄に転移していることが多いため，副腎髄質シンチグラフィによる全身検索が有用となる（図D）．

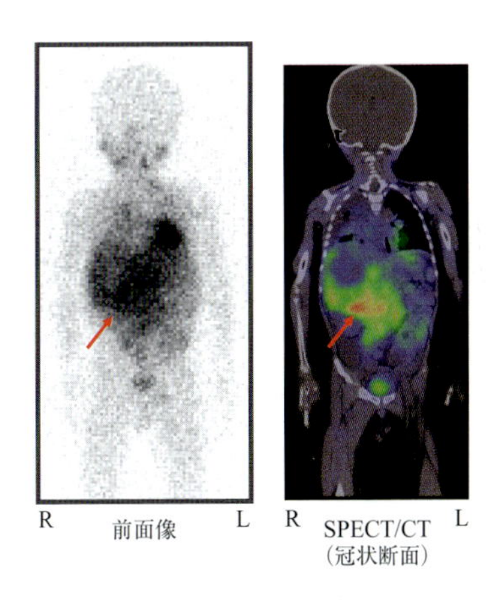

図D　神経芽腫（画像提供　岡山大学病院）

9）検査の注意点

☐ 甲状腺被ばくを防止するため，ヨウ化カリウムやルゴール液による甲状腺ブロックを行う．

☐ 褐色細胞腫の10～20％は副腎以外に発生するため，全身撮像を行う．

☐ 神経芽腫では小児が対象になるため検査時の体動に注意する．また，鎮静が必要になる場合があるため，外来や病棟と連絡を取りながら検査を実施する．

メモ

OSCEに必要な知識

Q1：甲状腺シンチグラフィ（$Na^{123}I$）について投与3時間後の撮像で甲状腺が描出されなかった．検査担当者として行うことはなにか？

Q2：サブトラクション法（$^{201}TlCl$-$^{99m}TcO_4^-$）では2核種同時収集が可能である．2核種同時収集を行う際の注意点は？

Q3：副腎皮質シンチグラフィ（^{131}I-Adosterol）の撮像時に腸管の描出がみられた．検査担当者として行うことはなにか？

Q4：副腎髄質シンチグラフィ（^{123}I-MIBG）では投与6時間後と24時間後に撮像が行われる．同じ撮像条件でよいか？

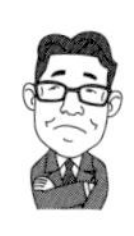

A1：
3時間後の画像はヨードの捕獲能を表しているため，ヨード制限が確実に行われていたか確認をする．また，カプセルを内服できているか確認するため，胃が視野に含まれるように撮像を追加する．

A2：
2核種同時収集では高エネルギーピーク（140 keV）からの散乱線が^{201}Tlのエネルギーピーク（70 keV）に混入するため，コントラストの低下が起きる．そのため，散乱線補正やクロストーク補正が必要となる．

A3：
^{131}I-Adosterolは肝臓に取り込まれ腸管から排泄されるため，腸管が描出される場合がある．そのため撮像前に排便状態を確認して検査を実施する．腸管の描出が著明で診断に影響を及ぼす場合には下剤を投与して翌日に追加撮像を行う．また，SPECT（SPECT/CT）撮像を積極的に追加するとよい．

A4：
^{123}Iの半減期は13.3時間であり，投与24時間後の放射能量は約1/3となる．そのため，スキャン速度を遅くしたり，SPECT収集時間（1stepあたりの収集時間）を長くしたりする工夫が必要となる．

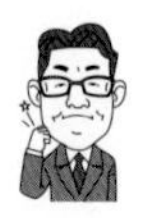

1 肺血流シンチグラフィ

肺は横隔膜上の胸腔内の左右一対臓器であり，右肺は10，左肺は8に区域分けされる．主な機能は酸素と二酸化炭素のガス交換である．肺血流シンチグラフィは，ガス交換に必要な肺の血流状態を画像化することが可能であり，局所評価が非侵襲的に評価可能な検査である．

1）検査目的

□肺内血流分布の局所評価

2）適応疾患

肺塞栓，慢性閉塞性肺疾患，肺血管奇形，大動脈炎症候群，肺高血圧症および肺がんなど

3）放射性医薬品

放射性医薬品	一般名	商品名	投与量（MBq）
^{99m}Tc-MAA	^{99m}Tc-MAA	テクネ®MAA®キット	37 ～ 185

4）集積機序

^{99m}Tc-MAAの粒子径は10 ～ 50 μmであり，静脈内に投与された^{99m}Tc-MAAは，肺動脈から肺動脈抹消の径1.5 mmほどの毛細血管床を塞栓する．^{99m}Tc-MAAの塞栓は全肺の0.2％程度であるため検査による危険性は極めて低く，48時間後には90％が尿中排泄される．^{99m}Tc-MAAの集積は肺動脈血流量に比例し，肺塞栓症などの血流欠損部には集積しない．右左シャントや肺動静脈瘻では肺以外に脳および腎臓への集積が認められる．

5）前処置

特になし

6）検査方法

放射性医薬品を静注し，直後から60分位内に撮像可能である（図A）．

Planer撮像：体位は仰臥位または坐位．^{99m}Tc-MAA投与直後から前後，左右側面，左右後斜位および左右前斜位の8方向撮像を行う．

SPECT（SPECT/CT）撮像：SPECT撮像は可能な限り両上肢挙上にて360度収集を行う．SPECT/CT装置がある場合は，融合画像が有用であるためCT撮像を行うことが望ましい．

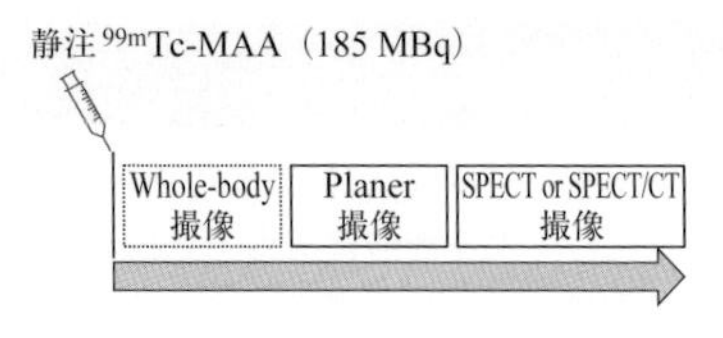

図 A　肺血流シンチグラフィのプロトコル

全身像：右左シャントや肺動静脈瘻などの肺血管奇形が疑われる場合には全身像を撮像しシャント率の計測を行う．シャント率の正常値は使用装置によって異なるが，一般的には10% 以上は異常とみなされる．

$$\text{シャント率（\%）} = \frac{\text{全身のカウント} - \text{肺のカウント}}{\text{全身のカウント}} \times 100$$

7）画像解剖（正常画像）

正常像は，ほぼ均一な放射性医薬品の分布となる（図 B）．坐位にて ^{99m}Tc-MAA の投与を行った場合には重力効果により下肺野が高集積となり，仰臥位にて投与を行った場合は背面が高集積となる．全身像の正常像は，^{99m}Tc-MAA のほぼ 100% が肺に集積する（図 B）．

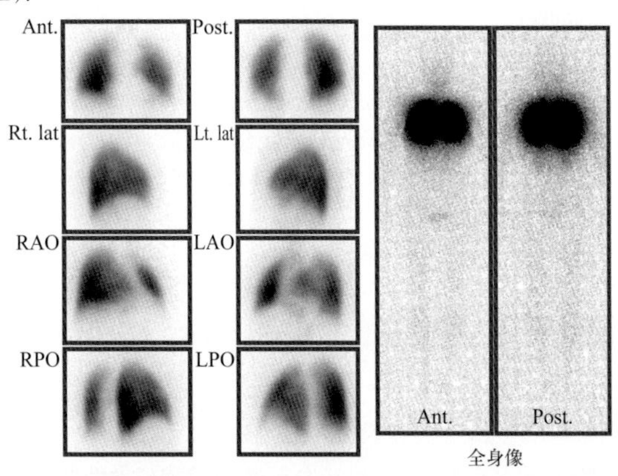

図 B　肺血流シンチグラム（^{99m}Tc-MAA 正常例）

8）臨床への応用（疾患画像）

肺塞栓症：血栓や脂肪が肺動脈に塞栓を起こす疾患である（図中の矢印）．この血栓のほとんどは下肢の静脈内でできた深部静脈血栓が原因とされている．肺塞栓症では，塞栓部を起点とした欠損像が認められる（図 C）．

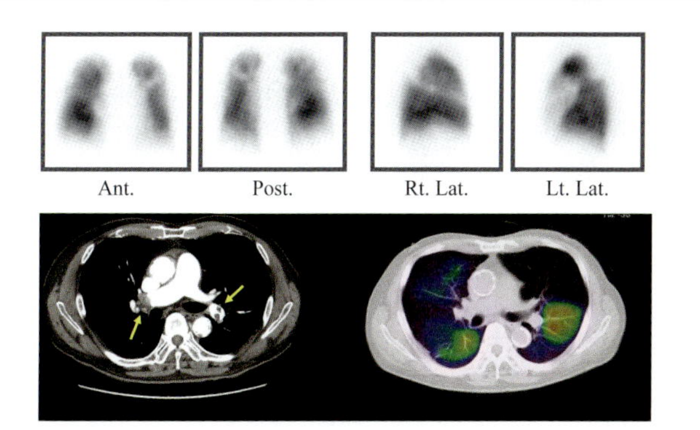

図 C　肺梗塞（血流画像と形態画像）
（画像提供　日本医科大学付属病院）

肺動静脈瘻：肺動静脈瘻は，肺動脈が肺胞まで達せず肺静脈に直接つながった構造をしているため肺でのガス交換がおこなわれない．代表的な症状は，呼吸困難やチアノーゼなどである．シャント率計測を行う．肺動静脈瘻（SPECT/CT 画像の矢印）付近は肺胞まで血流が行き届かないため欠損像を呈する（図D）．

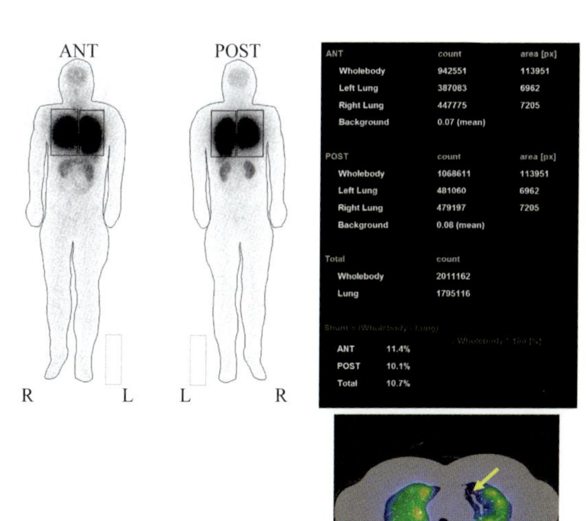

図 D　MAA 全身画像およびシャント率計測の関心領域設定
（症例：肺動静脈腫）

9）検査の注意点

- □ ^{99m}Tc-MAA を静脈投与する場合，^{99m}Tc-MAA に血液が混和すると凝塊が形成されるため，可能な限り注射筒内に逆血させない．
- □ 重力効果のため投与時の患者体位によって ^{99m}Tc-MAA 肺内分布が変化する．
- □ キットの保存は凍結保存に限る．一度解凍されたキットを再凍結して使用してはいけない．
- □ 標識後，MAA の凝塊を防止するためにバイアルを振とうし，バイアルから ^{99m}Tc-MAA を分取する直前にもバイアルをよく振とうさせる．
- □ 標識された ^{99m}Tc-MAA は，微粒子であるため 22 G より太い針の使用が望ましい．

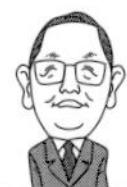

メモ

2 肺換気シンチグラフィ

肺換気シンチグラフィは肺内の換気分布の局所評価が可能な検査である．肺血流シンチグラフィとセットで検査を行うことによって，両者のミスマッチを評価する．

1）検査目的

□肺内換気分布の局所評価

2）適応疾患

肺塞栓，慢性閉塞性肺疾患（COPD），肺気腫など

3）放射性医薬品

放射性医薬品	一般名	商品名	投与量（MBq）
^{81m}Kr	クリプトンガス	クリプトン（^{81m}Kr）ジェネレータ	37 ～ 74
^{99m}Tc-gas	テクネガス		370 ～ 555（ガス充填時）

4）集積機序

不活性気体であるクリプトンガスは，口腔から肺に取り込まれ呼気と共に体外へ排出される．肺内に沈着することはない．

テクネガスは，^{99m}Tcの微粒子のため肺内に取り込まれ終末気管支より末梢の肺胞に沈着する．

5）前処置

特になし

6）検査方法

クリプトンガス：$^{81}Rb/^{81m}Kr$ジェネレータに加湿した酸素を送り込み，溶出された^{81m}Krを酸素マスクやカニューレから持続吸入させる．Planer前後像は必須で可能であれば多方向からの追加撮像を行う（図A）．

テクネガス：テクネガス発生装置にアルゴンガスを接続し，専用のるつぼに$^{99m}TcO_4^-$を充填させ高電圧にてテクネガスを生成する．肺に吸着したテクネガスは，そのまま肺に留まるため多方向撮像，SPECT撮像に適している（図B）．

テクネガス発生装置および吸入時の状態を図Cに示す．

肺換気血流シンチを行う場合は，必ず肺換気シンチから行う

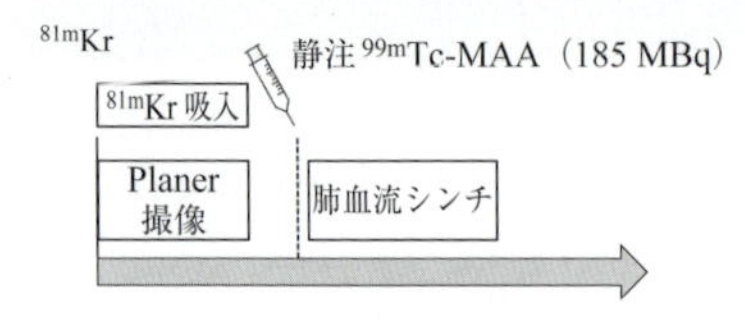

図 A　肺換気（肺換気血流）シンチグラフィの収集プロトコル

^{99m}Tc-ガス吸入
^{99m}Tc-ガス
静注 ^{99m}Tc-MAA (185 MBq)
^{99m}Tc-ガス 生成
Planer 撮像
SPECT or SPECT/CT 撮像
肺血流シンチ

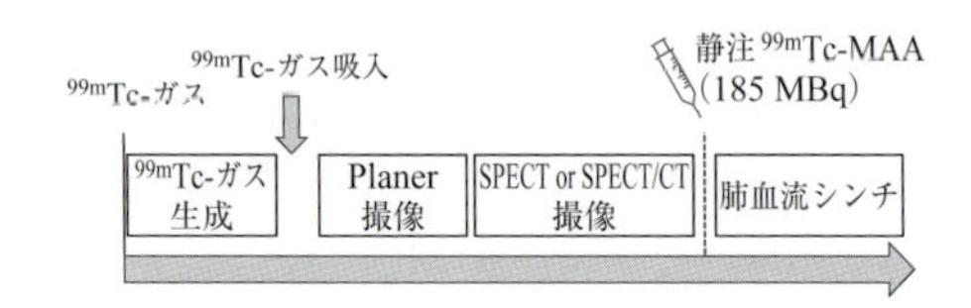

図 B　肺換気（肺換気血流）シンチグラフィの収集プロトコル

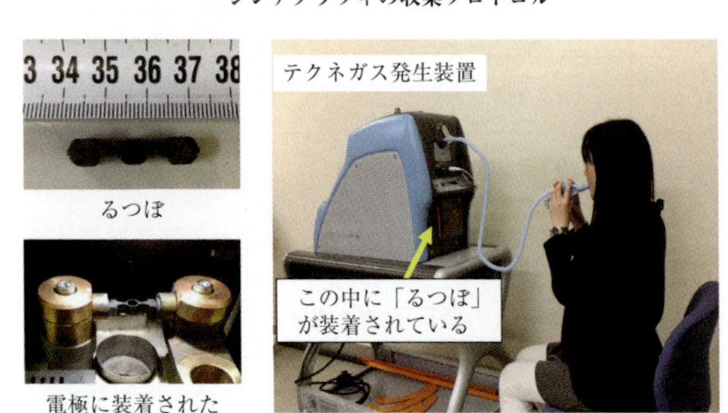

図 C　肺換気シンチグラフィの様子

7）画像解剖（正常画像）

クリプトンを用いた肺換気シンチグラフィでは，吸入中のクリプトンによって気管が描出される．

テクネガスを使用した肺換気シンチグラフィは，吸入時に溜まったテクネガスが食道および胃に高集積することがあるが，これらは生理的集積部位である（図 D）．

8）臨床への応用（疾患画像）

左肺塞栓では，肺換気シンチグラフィでは正常集積を示すが，肺血流シンチグラフィでは楔型欠損像が認められる（図 E）．

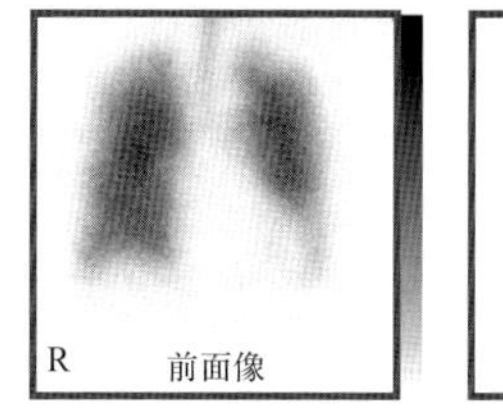

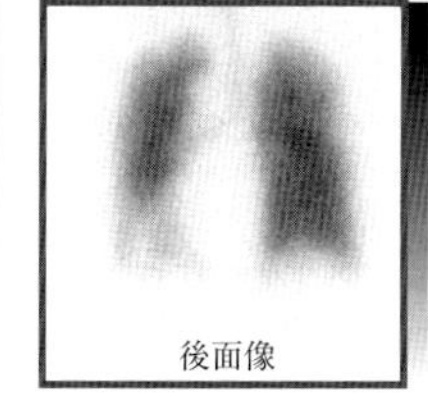

肺換気シンチグラム（^{81m}Kr）

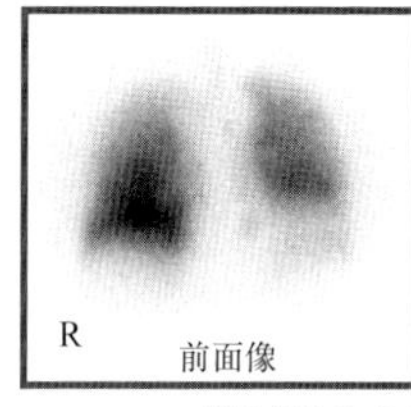

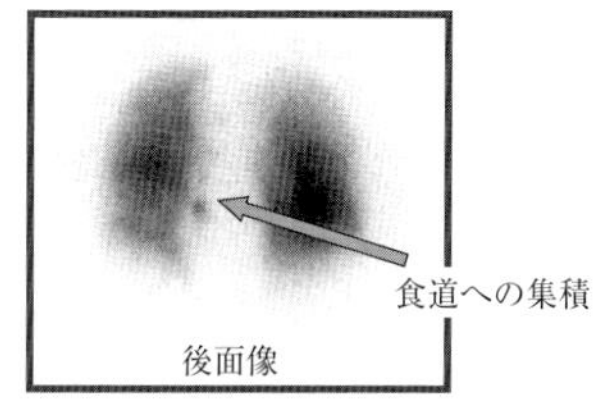

肺換気シンチグラム（テクネガス）

図 D　肺換気シンチグラム（正常例）

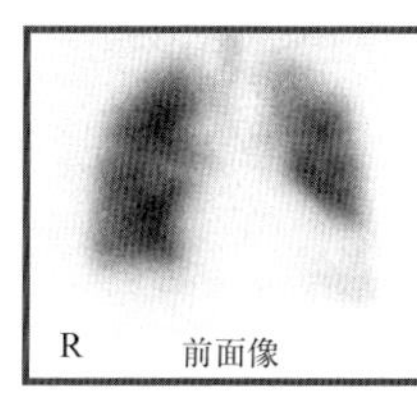

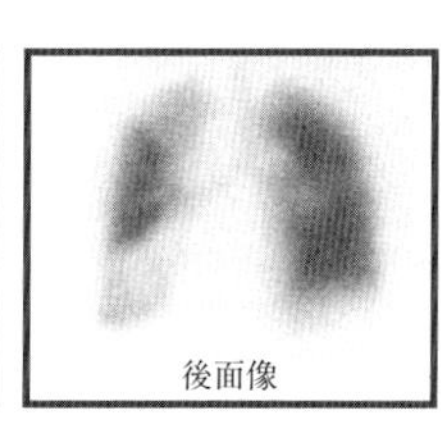

肺換気シンチグラム（^{81m}Kr）

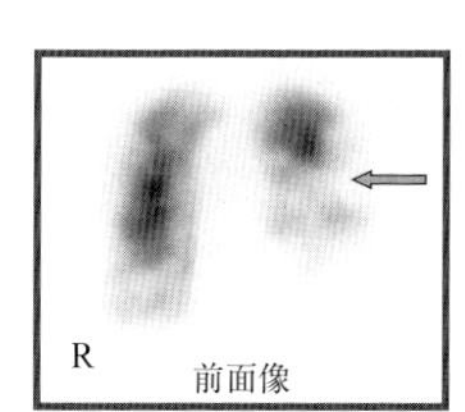

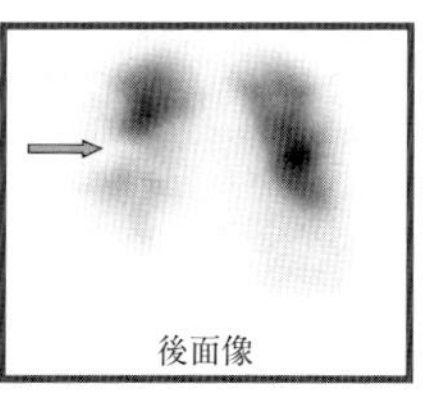

肺血流シンチグラム（^{99m}Tc-MAA）

図 E　左肺塞栓症の肺換気血流 planer 像

ブラ（気腫性嚢胞）（図中矢印）が多発する肺気腫ではテクネガスが取り込まれない．SPECT/CTによるフュージョン画像によって詳細な部位の判別が可能である（図F）．

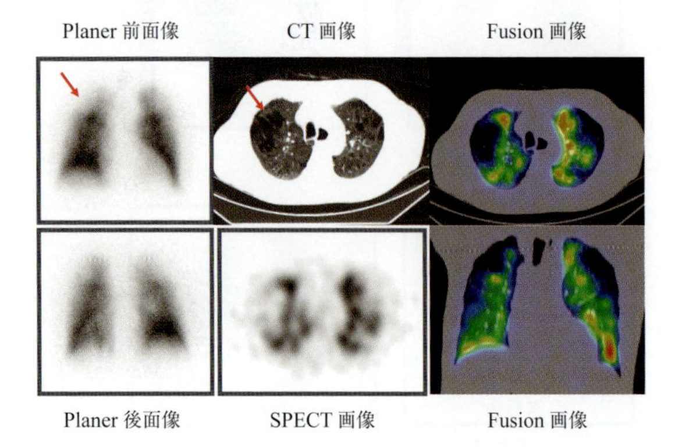

図F　両肺気腫

9）検査の注意点

□クリプトンガス：クリプトンを用いた肺換気シンチグラフィは，ガスを吸入させながら同時に撮像を行うため，マスクから漏れたクリプトンガスが肺に重ならないように，扇風機や団扇などで風を送りながら検査を行う．

□テクネガス：深呼吸にてテクネガスを吸引させ5～10秒程度の息止めを数回繰り返す．被検者の呼吸状態によって肺への集積が大きく左右される．

メモ

OSCEに必要な知識

Q1：テクネMAAキットの取扱注意事項および投与の諸注意は何か？

Q2：クリプトンガス，テクネガスのそれぞれの長所と短所は？

A1：

保存：凍結保存に限る．一度解凍されたMAAキットを再凍結して使用してはいけない．MAAキットの内容物はバイアルの底で凍結されている．冷凍庫保存時はバイアルを横に倒して保管することによって再凍結のチェックが行える．

標識：2～9 mLの$^{99m}TcO^{4-}$にて標識可能である．標識後，MAAの凝塊を防止するためにバイアルを振とうする．

投与：標識された^{99m}Tc-MAAは，微粒子であるため22 Gより太い針の使用が望ましい．また，バイアルから^{99m}Tc-MAAを分取する直前にもバイアルをよく振とうさせる．

A2：

長所：

クリプトンガス

①ジェネレータから容易に^{81m}Krの抽出ができる．②半減期が13秒と短いため被ばく低減が可能である．③続けて行う肺血流シンチグラフィへの画像の影響がない．

テクネガス

①テクネガスは肺に吸着するためSPECT撮像が可能である．

②ガス発生装置と^{99}Mo/^{99m}Tcジェネレータがあれば，緊急検査に対応できる．

短所：

クリプトンガス

①半減期が短いためSPECT撮像は不可能である．②ジェネレータが高価である．

テクネガス

①肺への集積が患者の呼吸状態に大きく左右される．②ガス発生装置やアルゴンガスなどの専用装置が必要である．

1 心筋血流シンチグラフィ

心臓は全身の組織に血液を駆出するポンプの働きをする．心筋は，冠動脈（左前下行枝（LAD）と回旋枝（CX），右冠動脈（RCA））からの血液によって酸素と栄養を供給されている．心筋血流シンチグラフィは，この冠動脈の器質的または機能的な異常による虚血性心疾患の診断に有用であり，運動や薬剤負荷を使用して冠血流予備能の評価が可能である．また，心電図同期収集により心筋血流に心機能の情報も同時に得られる．

1）検査目的

□心筋虚血の診断
□心筋バイアビリティの評価
□予後評価・リスク階層化
□血行再建術の治療方針・治療効果判定
□左室心機能評価

2）適応疾患

狭心症，心筋梗塞，心不全，心筋症

3）放射性医薬品

放射性医薬品	一般名	商品名	投与量（MBq）
^{201}TlCl	塩化タリウム（^{201}Tl）注射液	塩化タリウム（^{201}Tl）注NMP 塩化タリウム-Tl201注射液	74 ～ 111
^{99m}Tc-sestamibi（MIBI）	ヘキサキス（2-メトキシイソブチルイソニトリル）テクネチウム（^{99m}Tc）注射液	カーディオライト®注射液第一	600 ～ 740
	ヘキサキス（2-メトキシイソブチルイソニトリル）テクネチウム（^{99m}Tc）注射液調製用（コールドキット）	カーディオライト®第一	
^{99m}Tc-tetrofosmin（TF）	テトロホスミンテクネチウム（^{99m}Tc）注射液	マイオビュー®注シリンジ	600 ～ 740
	テトロホスミンテクネチウム（^{99m}Tc）注射液調製用（コールドキット）	マイオビュー注®「注射用」	

4）集積機序

^{201}TlCl：Na^{+} - K^{+} - ATPaseを介した能動輸送
^{99m}Tc-MIBI，^{99m}Tc-TF：受動拡散と細胞膜やミトコンドリアの膜電位が関与

5）前処置

^{201}TlCl：検査の3時間前から検査終了まで出来れば絶食とするが，水分は適宜摂取する．
^{99m}Tc-MIBI，^{99m}Tc-TF：検査の3時間前から出来れば絶食とするが，投与と撮像の間は牛乳および食事などを摂取する．

すべての放射性医薬品の使用時の運動負荷は，狭心症薬やβ遮断薬を休薬することが望ましい．

すべての放射性医薬品の使用時のアデノシン負荷は，カフェインの摂取（お茶やコーヒー等）を12時間以上控える．

6）検査方法

心筋血流シンチグラフィは，planer画像とSPECT画像があるが，現在は安静心筋血流SPECT収集と負荷心筋血流SPECT収集が一般的である．SPECT収集は，検出器の数や配置で180度または360度収集が行われる．最近では，SPECT/CT装置や心臓専用半導体装置が用いられている．また，SPECT検査は，心電図同期収集が一般的に行われている．

^{201}TlCl：安静時検査は，安静時に^{201}TlClを投与し，15～20分後に早期像を3～4時間後に後期像を撮像する．負荷時検査は負荷時に^{201}TlClを投与し，5～10分後に負荷像を3～4時間後に安静像を撮像する．高度な虚血例は，虚血や心筋生存能（バイアビリティ）の過小評価を防ぐために安静時像撮像前に^{201}TlClを投与する方法（再静注法）や投与24時間後に撮像を追加する方法（24時間遅延撮像法）を施行する（図A）．

^{99m}Tc-MIBI，^{99m}Tc-TF：安静時検査は，安静時に各^{99m}Tc-MIBIおよび^{99m}Tc-TF製剤を投与し，45～60分後に撮像する．負荷時検査は，負荷時と安静時の2回目の^{99m}Tc製剤を投与し，それぞれ45～60分後に撮像する．2回目の投与放射能量は，1回目の投与量の2～3倍にする．負荷を先にする方法（負荷/安静）と安静を先にする方法（安静/負荷）がある．負荷と安静法を1日で検査する1日法と日を変えて検査する2日法がある（図B）．

7）画像解剖（正常画像）

正常な心筋のSPECT画像は，心筋が比較的均一に描出されるが，中隔は側壁より短く心基部寄りで心筋成分が乏しいため低集積，

［安静法］

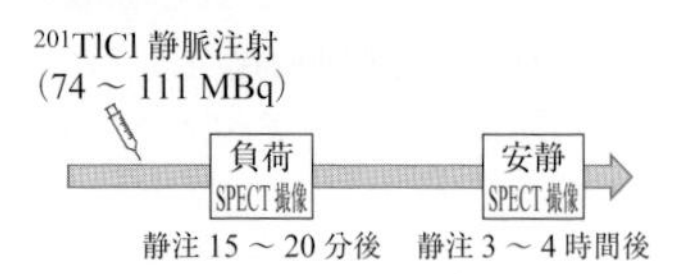

［負荷 - 再分布法］

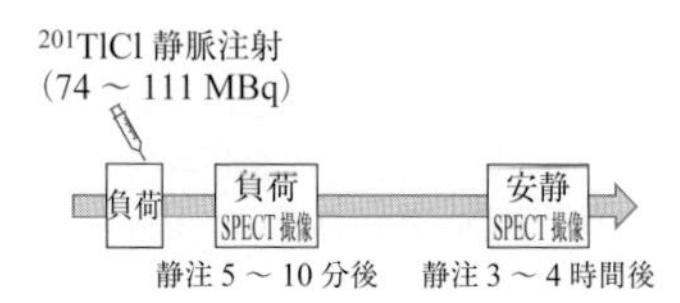

［再静注法］

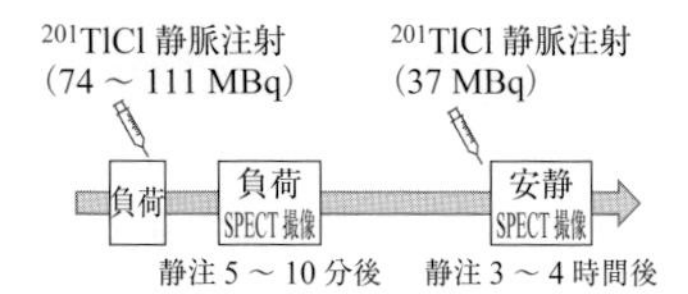

［24 時間遅延撮像法］

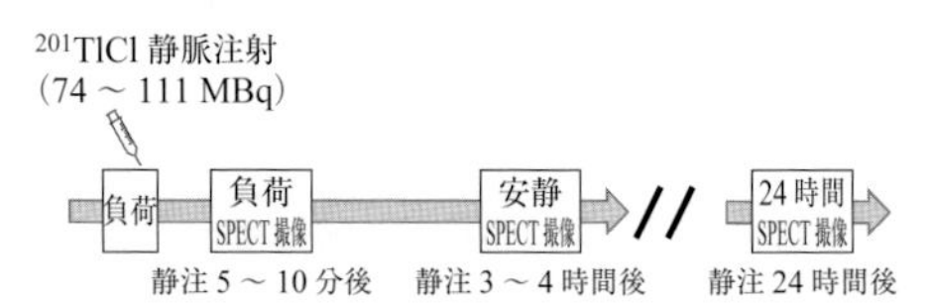

図 A　^{201}TlCl 心筋血流検査プロトコル

乳頭筋と左室壁の接合部は高集積となる．また，心尖部は心筋壁厚が薄くやや集積が低下する症例もある．また，右室はわずかに見える程度で，肺の取込みは低い（図 C）．

心筋 SPECT 画像は，収集方法や画像処理方法の影響を大きく受ける．180 度収集は欠損コントラストが良好であり，360 度収集は均一性が良好で下後壁の歪が少ない．散乱減弱補正を行わない場合は，横隔膜や乳房の減弱により男性の下壁，女性の前壁で集積が低下する症例があるため注意が必要である．

8）臨床への応用（疾患画像）

心筋血流 SPECT 検査による心筋虚血の診断やバイアビリティの評価は，負荷像と安静像を比較する．負荷像の集積低下が安静像で

［安静法］

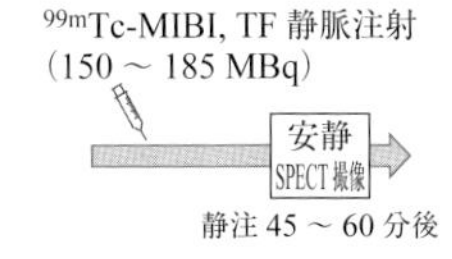

［1 日法（負荷 / 安静）］

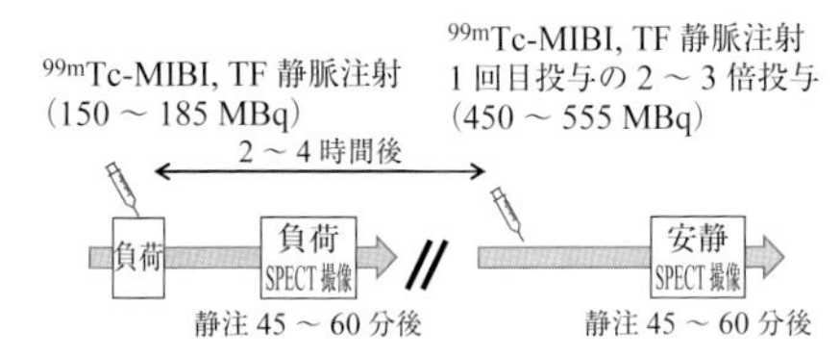

［1 日法（安静 / 負荷）］

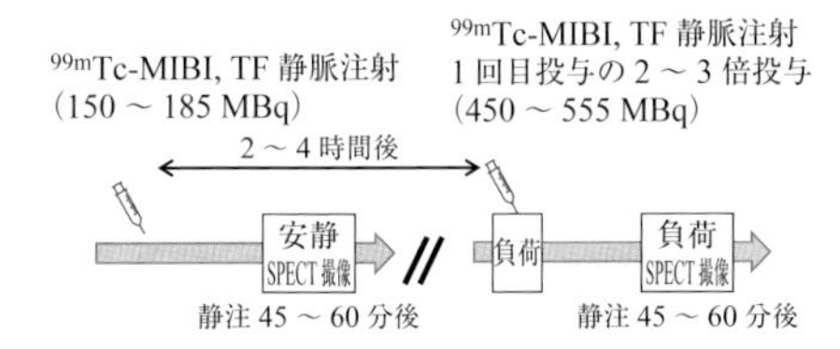

［2 日法］

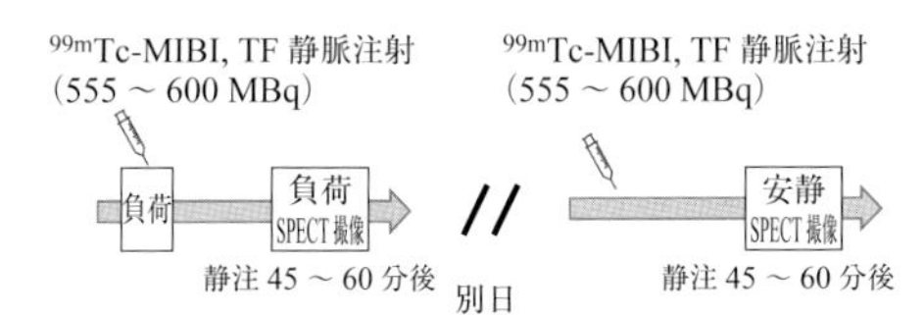

図 B　^{99m}Tc 製剤心筋血流検査プロトコル

完全に戻る場合は完全再分布，低下の程度や広がりが少なくなる場合は不完全再分布で虚血所見である．負荷像の集積低下が安静像でも変化がない場合は部分固定欠損で梗塞所見である．負荷像と安静像ともに欠損で変化がない場合は完全固定欠損で心筋壊死の所見である（図 D）．心筋バイアビリティの評価は，%uptake が 50% 以上を有りと判定する．

心筋血流シンチグラフィは，患者の予後評価に有用である．負荷心筋血流 SPECT 画像が正常例での心事故の発生率は年間 0.5% 程度ときわめて低い．また，心筋虚血の診断能は，感度 80 ～ 90% 程度，

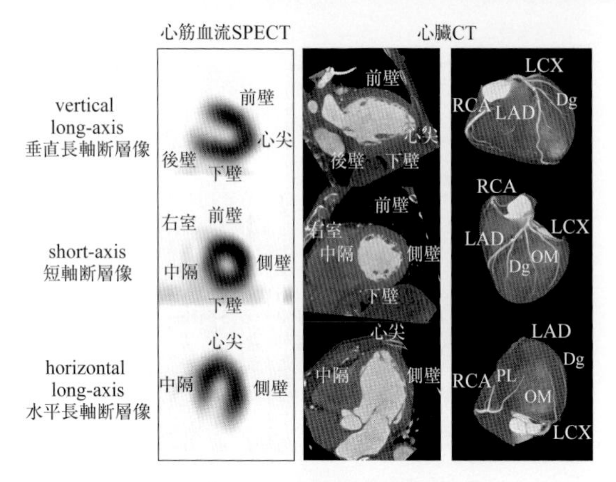

図 C 心筋血流 SPECT 画像と心臓 CT 画像

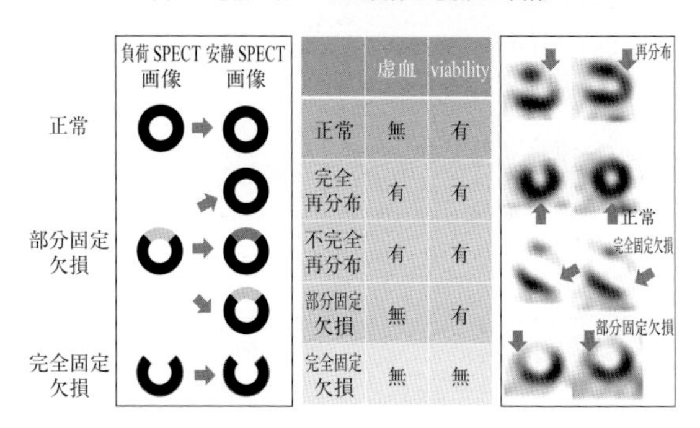

	虚血	viability
正常	無	有
完全再分布	有	有
不完全再分布	有	有
部分固定欠損	無	有
完全固定欠損	無	無

図 D 心筋血流 SPECT の診断と病態

特異度 70 ～ 95% 程度である．虚血性心疾患は，SPECT 画像や polar map，QGS（Quantitative Gated SPECT）などで評価する．SPECT 画像で血流異常を認めず，QGS で左室心機能指標である拡張末期容積（EDV）や収縮末期容積（ESV），駆出率（EF），壁運動に異常を認めない症例を示す（図 E）．心筋バイアビリティの評価は，血行再建術の適応や治療効果判定に有用である．RCA #2 の慢性完全閉塞の症例を示す（図 F）．SPECT で心尖部から下壁，側壁に再分布を認め，24 時間後像でさらに改善している．バイアビリティを認め血行再建術を施行し，血行再建術後に心筋血流が改善している．

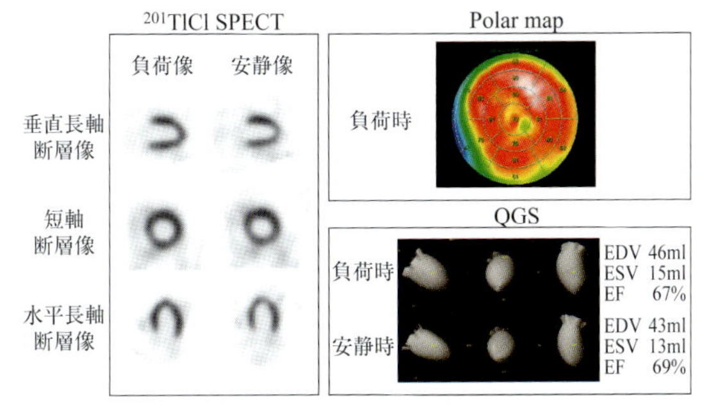

図 E　虚血性心疾患の診断

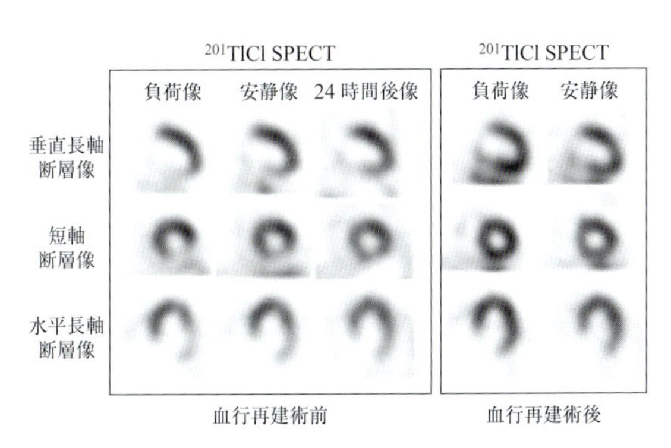

図 F　心筋バイアビリティの評価

9) 検査の注意点

□負荷心筋血流 SPECT を行う前に，運動負荷や薬物負荷の禁忌項目を確認する．

□放射性医薬品を静注後は，血管内に停滞しない様に 10 ～ 20 mL の生食液でフラッシュする．

□両腕を挙上して撮像するため，体動が無いように工夫する．

□%uptake は，心筋集積の最大カウントに対する局所集積の割合を示す．

□Polar map は，心筋 SPECT 短軸像の心尖から心基部まで放射状に集積カウントを計測し，最大集積カウントで正規化して同心円にカラー表示する方法である．Bull's eye ともいう．また polar map による血流異常の検出には，核種，性差，収集方法，装置毎に作成した正常データベースを使用する．

□心電図同期心筋血流SPECTは，心電図のR波をトリガーとしてR-R間隔を8～16分割にしてデータ収集を行い，それぞれSPECT画像再構成する．この分割したSPECT画像をQGSやp-FASTなどのソフトウエアを用いて左室容積，左室駆出率，左室壁運動等の解析により左室心機能を評価する．

メモ

2 心筋脂肪酸代謝シンチグラフィ

心筋は全身に血液を送り出すために，他臓器に比して大きなエネルギーを必要とする．心筋脂肪酸代謝シンチグラフィはこの心筋のエネルギー基質として重要な脂肪酸代謝を画像化することができる．また，心筋血流情報と同時に代謝情報を評価するために，2核種同時収集を行うことがある．この際，血流画像と脂肪酸代謝画像の乖離所見が心筋障害状態を把握する上で重要であり，血流代謝ミスマッチと呼ばれる．

1）検査目的

- □冠攣縮性狭心症による心筋障害の有無の診断
- □心筋症の鑑別診断や重症度評価，予後評価などにも用いられる

2）適応疾患

冠攣縮性狭心症（VSA），たこつぼ型心筋症，拡張型心筋症（DCM）および肥大型心筋症（HCM）

3）放射性医薬品

放射性医薬品	一般名	商品名	投与量（MBq）
^{123}I-BMIPP	15-(4-ヨードフェニル)-3(R,S)-15メチルペンタデカン酸（^{123}I）	カルディオダイン®注	111

4）集積機序

側鎖脂肪酸に^{123}Iを標識したBMIPP製剤は，脂肪酸と同様の機序で心筋内に取り込まれる．虚血状態の心筋には脂肪酸の貯留が減少するため，BMIPPの取り込み低下が起こる．

5）前処置

検査前から検査終了まで絶食（血糖低下時に脂肪酸取り込みが最大となるため）．

6）検査方法

心筋脂肪酸代謝のみ評価：安静時に^{123}I-BMIPPを111 MBq静注し，20～30分後にSPECTを撮像する．洗い出しを評価する場合，後期像として3～4時間後にSPECTを撮像する．洗い出し率をplaner像から算出することも可能である（図A）．

心筋血流と心筋脂肪酸代謝を同時評価（2核種同時収集）：安静時に^{123}I-BMIPP（111 MBq）および，^{201}TlCl（74～111 MBq）を静注し，20～30分後にSPECT撮像を行う．後期像として3～4

時間後にSPECT撮像する．QGS解析が必要な場合，心電図同期収集を行う（図B）．

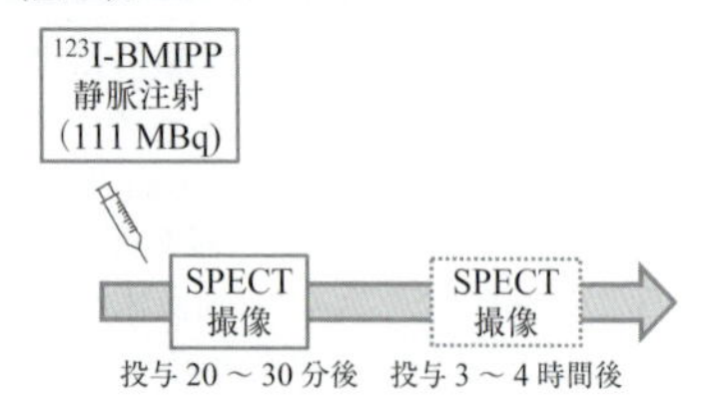

図A　心筋脂肪酸代謝シンチグラフィの検査プロトコル

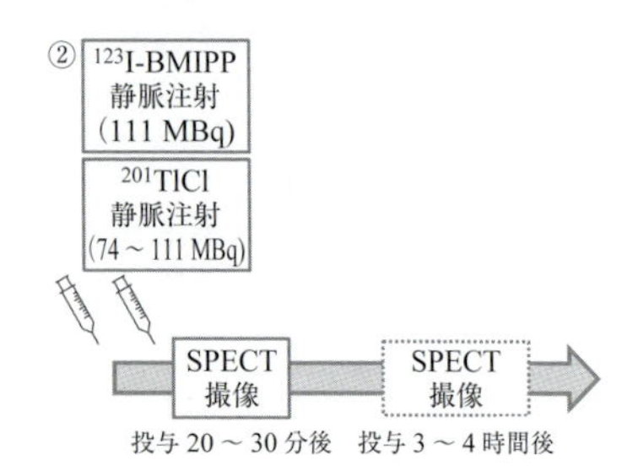

図B　心筋脂肪酸代謝シンチグラフィの検査プロトコル

7）画像解剖（正常画像）

正常画像では左室心筋にほぼ均一に集積する（図C）．

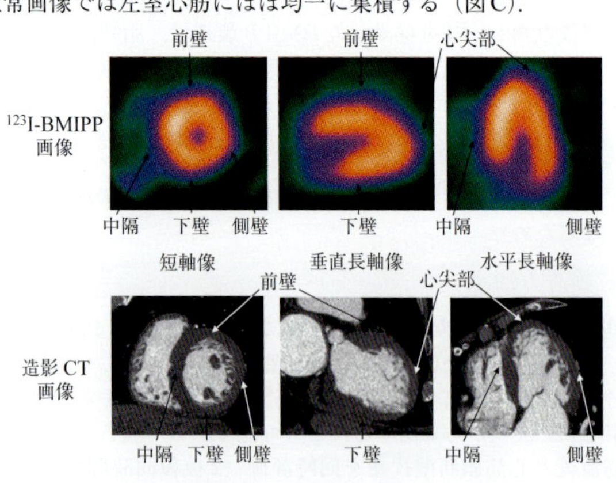

図C　^{123}I-BMIPPによるSPECT画像の3軸断面（集積低下なし）と造影CT画像

8) 臨床への適応（疾患画像）

たこつぼ型心筋症：^{123}I-BMIPP 画像では心尖部に限局的で著明な集積低下を認める．心筋障害により，^{123}I-BMIPP の取り込みは低下し，また血流回復後も 1 ～ 2 週間以上残存するため，過去の虚血エピソードを観ることができる．これを memory imaging もしくは虚血メモリーと呼ぶ（図 D）．

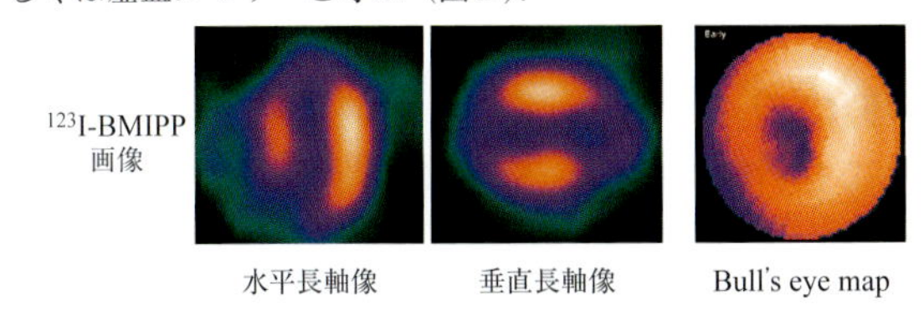

図 D　たこつぼ型心筋症の ^{123}I-BMIPP による SPECT 画像

冠攣縮性狭心症（VSA）：^{123}I-BMIPP 画像は下壁に集積低下，^{201}TlCl 画像では明らかな集積低下は認めない．冠攣縮性狭心症による下壁領域の一時的な強い虚血により，脂肪酸代謝が低下した状態ではあるが，心筋血流は検査時には回復しているため，脂肪酸代謝と心筋血流の集積低下範囲にミスマッチが生じている（図 E）．

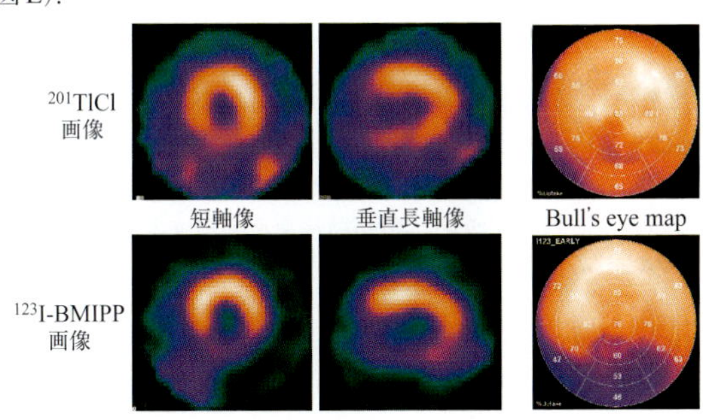

図 E　冠攣縮性狭心症の 2 核種同時収集（^{123}I-BMIPP & ^{201}TlCl）による SPECT 画像（早期像）

9) 検査の注意点

□ 2 核種同時収集を行う場合，クロストーク（2 つのエネルギーウインドウにメインピーク以外のエネルギースペクトラムが相互干渉してしまう現象）に注意が必要であり，補正方法として TEW が用いられる．

3 心筋交感神経シンチグラフィ

^{123}I-MIBGは心臓への交換神経分布の機能をイメージングすることが可能である．心臓交換神経機能が正常であれば，左室心筋全体に^{123}I-MIBGが集積するが，慢性的に不全状態にある心臓は，早期像で^{123}I-MIBG取り込みが低下し，後期像では^{123}I-MIBGが早期像に比べてさらに集積が低下する．

1）検査目的

□慢性心不全の重症度評価，薬物療法の治療効果判定，予後予測
□冠攣縮性狭心症での虚血の同定

2）適応疾患

慢性心不全（CHF），肥大型心筋症（HCM），不整脈源性右室心筋症（ARVC），冠攣縮性狭心症（VSA）

3）放射性医薬品

放射性医薬品	一般名	商品名	投与量（MBq）
^{123}I-MIBG	3-ヨードベンジルグアニジン注射液	ミオMIBG® I-123注射液	111

4）集積機序

心臓は血流のポンプ機能活動だけでなく，自律神経活動も活発である．交換神経系と副交換神経系が心臓に広く分布し，それらの神経系は心臓，血管，平滑筋，脂肪糖代謝を調整することで，生命維持のために，心拍数，心拍出量，血圧などを調整する役目を担っている．

MIBGは神経伝達物質であるノルエピネフリンと類似した化学式を持ち，体内に入るとノルエピネフリンと同様の生理的動態を示すため，血中から神経末端に取り込まれる．

5）前処置

検査前は三環系・四環系抗うつ薬，交感神経緩和薬，交換神経刺激剤などの服用を控える．

胃や肝臓の集積が心筋へのアーチファクトとなるため，検査前から検査終了まで絶食とする．

6）検査方法

心筋交換神経のみ評価：安静時に^{123}I-MIBGを111 MBq静注し，

15分後にplaner像およびSPECTを撮像する．洗い出しを評価する場合，後期像として3～4時間後にplaner像およびSPECTを撮像する．Planer像よりH/M比を算出する．Planer像もしくはSPECT画像の早期像，後期像より，洗い出し率（Wash out rate）を算出することができる（図A）．

H：心臓関心領域（ROI）内の平均カウント
M：上縦隔関心領域（ROI）内の平均カウント

心臓上縦隔比　H/M比 $= \dfrac{H}{M}$

洗い出し率　Wash out rate

$$= \frac{\text{早期像}(H-M) - \text{後期像}(H-M)}{\text{早期像}(H-M)}$$

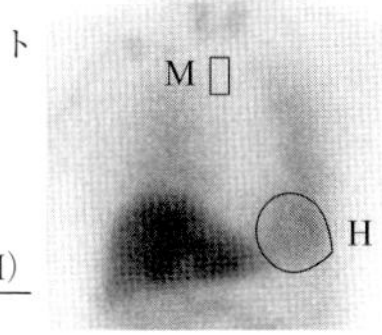

図A　H/M比および洗い出し率の算出方法

心筋血流と心筋交換神経を評価（2核種同時収集）：安静時に ^{123}I-MIBG　111 MBq および ^{201}TlCl　74～111 MBq を静注し，20～30分後にplaner像およびSPECTを撮像する．後期像として3～4時間後にplaner像およびSPECTを撮像する．Planer像より ^{123}I-MIBGのH/M比を算出する．QGS解析が必要な場合，心電図同期収集を行う（図B）．

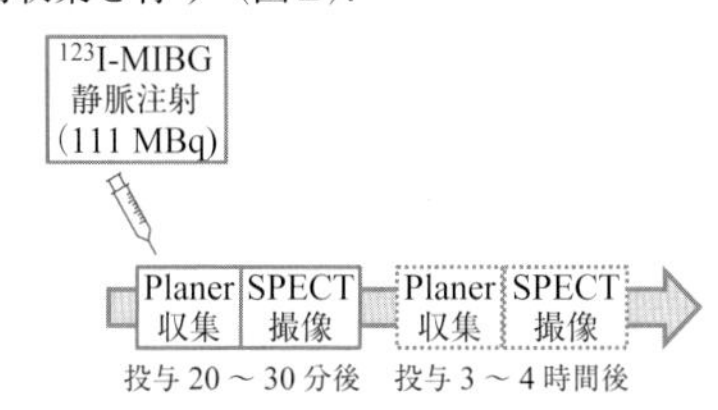

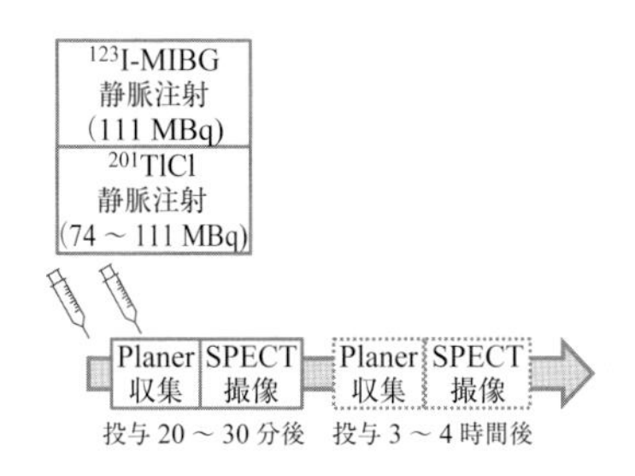

図B　心筋交換神経シンチグラフィの検査プロトコル

7）画像解剖（正常画像）

正常画像では左室心筋にほぼ均一に集積するが，加齢や肝臓集積などにより生理的に下壁の集積が低下することがある（図C）．

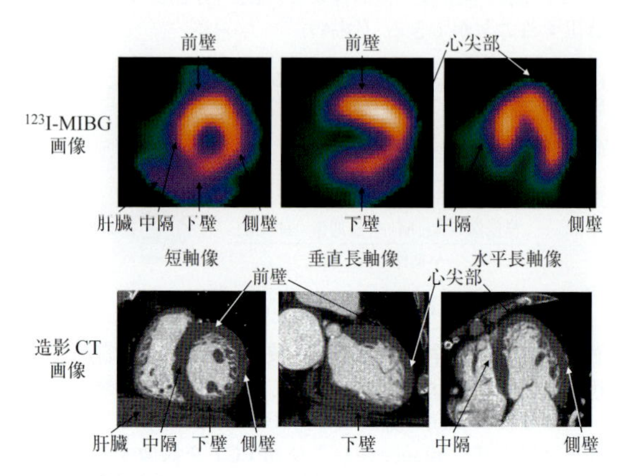

図C　^{123}I-MIBG による SPECT 画像の 3 軸断面と造影 CT 画像

8）臨床への応用（疾患画像）

慢性心不全（CHF）の治療効果判定：^{201}TlCl は安静時において，明らかな血流低下領域は認めない．^{123}I-MIBG は下壁の集積低下を認め，H/M 比は早期像 2.39，後期像 2.06 であり，洗い出しが亢進している（洗い出し率 54.5%）（図D）．

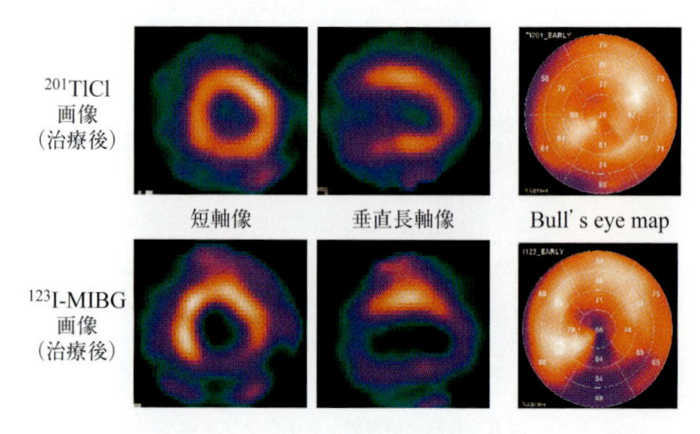

図D　慢性心不全に対する薬物療法後の ^{123}I-MIBG & ^{201}TlCl による SPECT 画像

9）検査の注意点

H/M比　算出時の注意点

□早期像と後期像の収集装置，コリメータ，収集条件を同一にすることが望ましい．

□早期像と後期像の心臓及び上縦隔のROIの大きさと位置は同一とすることが望ましい．

2核種同時収集時の注意点

□クロストーク（2つのエネルギーウィンドウにメインピーク以外のエネルギースペクトラムが相互干渉してしまう現象）に注意が必要であり，補正方法としてTEWが用いられる．

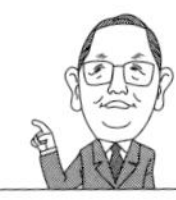

メモ

4 心筋梗塞シンチグラフィ

^{201}TlClは心筋血流状態を反映するため，急性心筋梗塞により梗塞巣に陥った部位は，心筋血流の^{201}TlClは集積低下し，逆に^{99m}Tc-PYPの集積は増加する．そこで2核種同時収集を行うことにより^{201}TlClの陰性像と^{99m}Tc-PYPの陽性像の部位の一致を画像化することができる．

1）検査目的

□急性心筋梗塞後の梗塞巣の有無や範囲の同定に用いられる
□^{99m}Tc-PYP単独で心アミロイドーシスの診断にも用いられる

2）適応疾患

急性心筋梗塞（発症3～7日後），心アミロイドーシス

3）放射性医薬品と投与量

放射性医薬品	一般名	商品名	投与量(MBq)
^{99m}Tc-PYP	ピロリン酸テクネチウム(^{99m}Tc)	テクネ®ピロリン酸キット	555～740

4）集積機序

^{99m}Tc-PYPは心筋梗塞に至った心筋組織のミトコンドリア内に形成されたハイドロキシアパタイトに集積するとされている．

5）前処置

^{99m}Tc-PYP単独投与の場合，前処置は特になし．

^{201}TlClも投与する場合，胃や肝臓の集積が心筋へのアーチファクトとなるため，検査前から検査終了まで絶食とする．

6）検査方法

心筋梗塞巣のみ評価（心アミロイド沈着の評価）：調製した^{99m}Tc-PYP 555～740 MBqを安静時に静注し，2～3時間後にplaner像もしくはSPECTを撮像する（図A）．

心筋血流と心筋梗塞巣を評価（2核種同時収集）：心筋梗塞部位の同定には2核種同時収集が望ましい．^{99m}Tc-PYP（撮像最適時間：静注2～3時間後）と^{201}TlCl（撮像最適時間：静注20分後）であるため，静注タイミングをずらす必要がある．^{99m}Tc-PYP静注2～3時間後に，^{201}TlCl 74～111 MBqを静注し，20分後にplaner像もしくはSPECT撮像を行う（図B）．

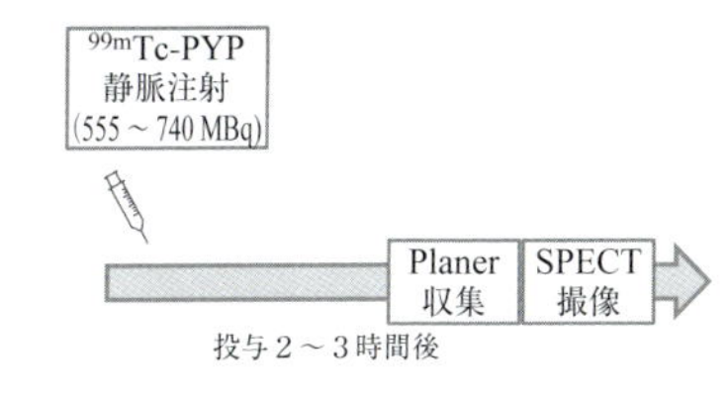

図A　心筋梗塞シンチグラフィの検査プロトコル

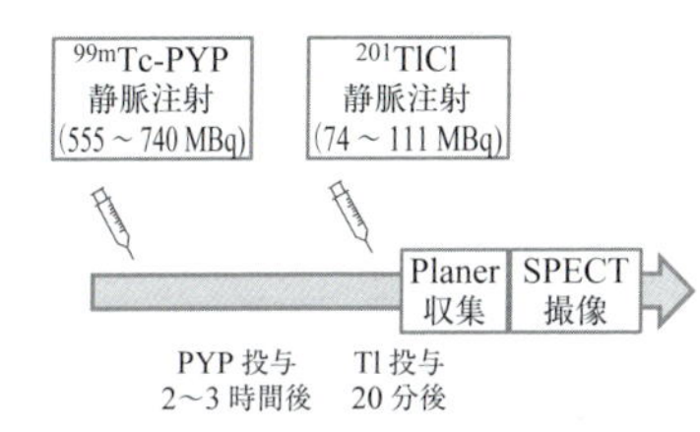

図B　心筋梗塞シンチグラフィの検査プロトコル

7）画像解剖（正常画像）

^{99m}Tc-PYPは正常心筋には集積しないが，核種が血液内に残存することで，心臓内腔がわずかに描出されることがある．また，骨シンチと同様の集積を示すため，SPECT像では心筋周囲に肋骨が描出されることがある．参考までに，^{201}TlClは左室心筋にほぼ均一に集積する（図C）．

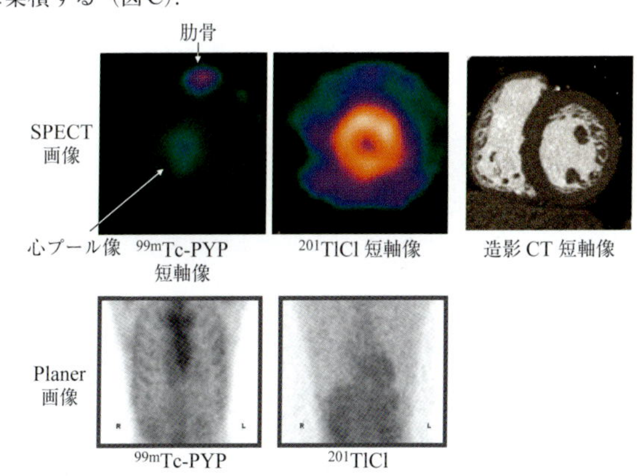

図C　^{99m}Tc-PYP，^{201}TlClによるSPECT画像とPlaner画像及び造影CT画像

8）臨床への適応（疾患画像）

急性心筋梗塞（発症3日後）：^{99m}Tc-PYPのplaner画像は，心筋に集積を認め，左前下行枝#7の心筋梗塞後，^{201}TlCl画像では心尖部周囲の血流低下を認める．^{99m}Tc-PYP画像では心尖部から心尖寄りの中隔，下壁に集積を認める．重ね合わせ画像では，心筋血流低下部位と心筋梗塞部位がほぼ一致している（図D）．

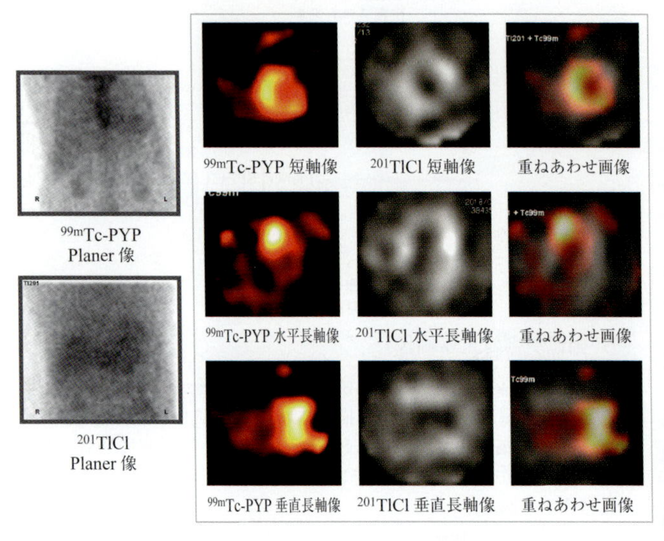

図D　急性心筋梗塞後の^{99m}Tc-PYP，^{201}TlClによるSPECT画像およびPlaner像

9）検査の注意点

□ ^{99m}Tc-PYPと^{201}TlClは心筋細胞への集積時間が異なるため，核種静注の際は投与の順番と時間を間違えないように準備することが重要である．

□ 2核種同時収集の際はクロストーク（2つのエネルギーウインドウにメインピーク以外のエネルギースペクトラムが相互干渉してしまう現象）に注意が必要である．

OSCEに必要な知識

Q1：負荷心筋血流SPECT検査の負荷前にチェックすることは？

Q2：^{99m}Tc製剤による心筋血流SPECT検査は，投与と撮像の間は牛乳や食事などを摂取することが望ましいのは何故か？

Q3：心電図同期心筋血流SPECTの有用性を説明せよ.

Q4：肥満体の被検者を検査する場合について考えるポイントは何か？

Q5：心筋血流SPECT収集後の投影データで確認するポイントと理由を説明せよ.

Q6：心筋虚血が疑われる患者に対して，負荷心筋血流シンチグラフィと心筋脂肪酸代謝シンチグラフィをどのように使い分けるか？

Q7：心筋脂肪酸代謝シンチグラフィ後期像はどのような臨床像の時に必要か？

Q8：心筋交感神経シンチグラフィの撮像時に注意すべき点は何か？

Q9：心筋梗塞シンチグラフィは必ず2核種同時収集しないといけないのか？と医師から問い合わせを受けたら，どのように回答するか？

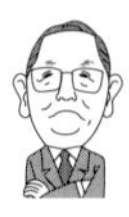

A1：
運動が十分できるか．運動が不十分であれば薬剤負荷に変更することが望ましい．アデノシン負荷は，施行前に気管支喘息（薬剤の使用）や慢性呼吸器疾患等の禁忌項目を確認する．気管支喘息症例はドブタミン負荷が施行可能である．ドブタミン負荷でアトロピンを追加静注する場合は，緑内障や前立腺肥大等の禁忌項目を確認する．

A2：
心臓と肝臓が近接している場合は，肝臓の集積が心筋SPECT画像へのアーチファクトやQGS解析などに影響を及ぼす．牛乳・食事などを摂取することで肝胆道系からの排泄を促し画像や解析への影響を低減することが目的である．

A3：
心電図同期心筋血流SPECTは，心筋血流と左室心機能が同時に評価できる．左室心機能は，壁運動評価や，左室心機能指標（拡張末期容積：EDV，収縮末期容積：ESV，駆出率：EF，位相解析：phase analysis）が同時に得られる．また，心機能が保たれている症例で，SPECTの集積低下を血流欠損か減弱によるアーチファクトかを鑑別し診断の正確度が改善する．

A4：
心筋SPECTは，収集カウントが画質に影響する．肥満体の被検者では，通常体型と比較して体重当たりの投与量が少なく，さらに光子の減弱も大きく収集カウントが低下する．したがって，まず放射性医薬品は^{201}TlClと比較して大量投与が可能で光子エネルギーの高い^{99m}Tc製剤を選択する．次に収集カウントの低下は，収集時間を延長する．さらに，光子の減弱による影響で下後壁の集積低下を認めた場合は，仰臥位（supine）に腹臥位（prone）を追加撮像することが有用である．SPECT/CTでは，散乱減弱補正が可能である．

A5：
1. 使用機器やソフトウエアに関するエラーによるデータの不均一や欠損がないか．
   SPECT画像にアーチファクトが生じる可能性がある．
2. 心筋の収集カウントは十分か．
   心筋集積が少ない場合は，SPECT画像のノイズが増加する．

3. 肺野の集積亢進がないか.
冠動脈疾患の重症度が高い症例は，肺うっ血によって肺野の集積が亢進している．心筋/肺が＞0.45を異常と判定する.
4. SPECT画像に影響するような患者の体動がないか.
運動負荷後のupward creep等の体動によりSPECT画像に欠損やホットスポットを生じる可能性がある．体動補正プログラムを利用しても良い.
5. 乳房や横隔膜等による減弱がないか.
光子の減弱によって，女性の前壁や男性の下壁の集積が低下する症例がある.
6. 肝臓や消化管の集積がないか.
肝臓や消化管の高集積によりストリークアーチファクトが生じて心筋SPECTの下壁の集積に影響する可能性がある．また，心電図同期SPECTの左室機能解析や壁運動の精度が劣化する.
7. 心筋以外の胸腹部の異常集積がないか.
^{201}TlClや^{99m}Tc-MIBI, ^{99m}Tc-TFは，心筋シンチグラフィ以外の腫瘍シンチグラフィにも用いられ，心疾患以外の病変を検出する場合もある.

A6：
第一選択は負荷心筋血流シンチグラフィが望ましい．アレルギーもしくは心不全の状態などにより，薬物負荷もしくは運動負荷が十分にかけることができない場合や，不安定狭心症などが疑われる場合は，心筋脂肪酸代謝シンチグラフィは負荷心筋血流シンチグラフィより安全に虚血評価が可能である．強い虚血状態であれば安静時でも心筋血流と脂肪酸代謝のミスマッチ像として描出される.

A7：
後期像を必須とするエビデンスは少ない．洗い出し率の測定が，急性心筋梗塞での心事故予測，不安定狭心症と安定狭心症の鑑別などの有用性が報告されているが，患者状態，診断医の要望に合わせて施行されるべきである.

A8：
前処置として撮像時は可能な限り，同一の装置・コリメータ，収集条件，検出器・患者間距離とすべきである.（撮像装置，コリメータごとのH/M比の補正係数を算出することが望ましい）

A9：
心筋血流の低下部位と心筋梗塞部位の一致を重要視するため，2核種同時収集が望ましい．局所的梗塞部の集積しかない^{99m}Tc-PYPのみでは心筋部位の同定が困難である．SPECT-CTによりCT-fusionが可能であれば，梗塞巣の心筋部位の同定は可能である．

メモ

1 肝受容体シンチグラフィ

肝細胞表面に存在するアシアロ糖蛋白受容体の数は機能肝細胞数を反映し，さまざまな肝細胞機能とよく相関する．アシアロ糖蛋白受容体に結合する合成蛋白を放射性医薬品として用い，その肝集積の程度から肝の機能肝細胞数を推定し，肝機能評価を行うことを主な目的とする．びまん性肝疾患の重症度評価や，局所の肝機能評価，および肝予備能評価に有用である．

1）検査目的

- □局所肝機能の評価
- □肝切除術前における術後残肝予備能の推定
- □慢性肝疾患時の重症度判定・予後の予測

2）適応疾患

急性肝炎，慢性肝炎，肝硬変，肝腫瘍，その他の肝疾患，肝切除術および肝移植など

3）放射性医薬品

放射性医薬品	一般名	商品名	投与量(MBq)
^{99m}Tc-GSA	ガラクトシル人血清アルブミンジエチレントリアミン五酢酸テクネチウム	アシアロシンチ®注	185

4）集積機序

肝細胞に存在するアシアロ糖蛋白受容体に結合

5）前処置

検査前絶食が望ましい

6）検査方法

心および肝が視野に含まれるように検出器を腹部前面に設定し，ボーラス静注直後から20分まで肝正面の動態収集を行う．その後，必要に応じSPECT撮像を行う（図A）．得られた動態収集画像より，血中停滞率指標（HH15），肝摂取率指標（LHL15）などの肝集積量指標を算出する．

心臓部血液プールに関心領域（ROI）を設定し，GSA投与後3分および15分の心カウントをH3，H15とするとき

$$HH15 = \frac{H15}{H3}$$ （正常：0.537 ± 0.037 以下）

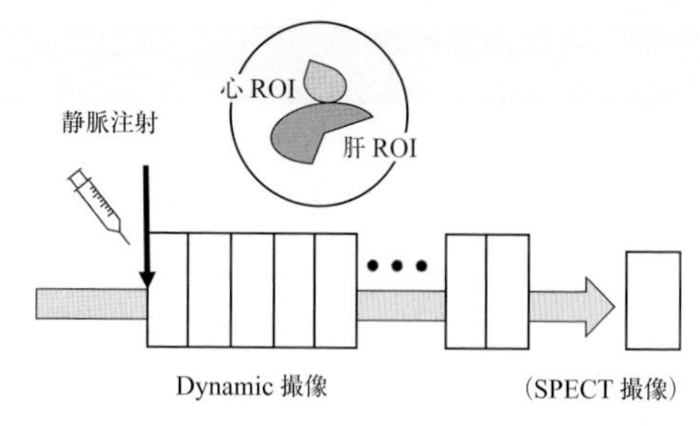

図 A ^{99m}Tc-GSA 検査プロトコル

また，肝臓にROIを設定し，GSA投与15分後の肝カウントをL15とするとき

$$LHL15 = \frac{L15}{(L15 + H15)} \qquad (正常：0.914 \pm 0.017 以上)$$

7) 画像解剖（正常画像）

心血液プールの速やかな消失と，肝集積の増加を認める．正常例では静注3分後の時点で肝集積が心プールより高くなり，15分後では心プールがほとんど描出されない（図B，C）．

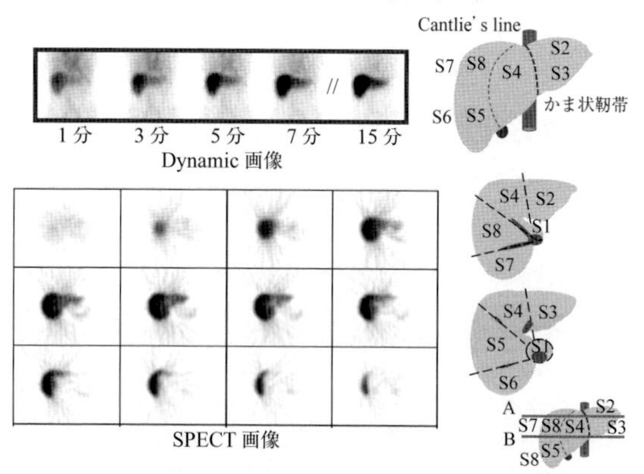

図 B ^{99m}Tc-GSA 正常画像と肝区域

8) 臨床への適応（疾患画像）

肝障害例；肝機能や肝予備能の低下に伴い，血液プールの消失が遅延し，肝臓への取り込みが低下する（図D）．

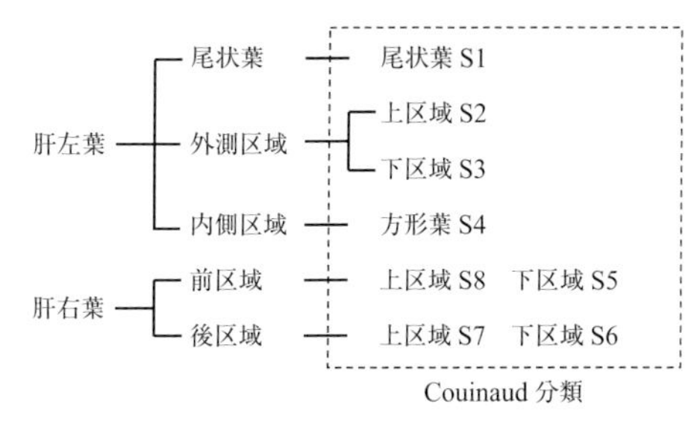

図 C　肝区域

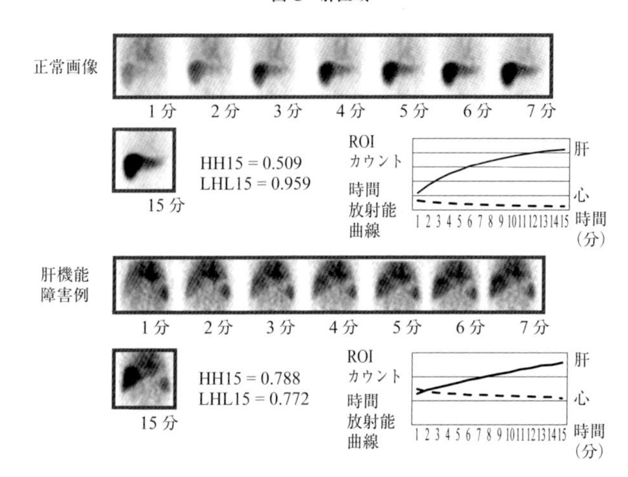

図 D　肝への取り込みが低下し，心プールが停滞する

9）検査の注意点

□HH15，LHL15 を用いた解析の場合，心および肝の ROI 設定の位置の違いにより算出される値が変動するため，できるだけ ROI 設定手技の統一化を図る．

□投与時の注射漏れに注意する．

□HH15，LHL15 以外の肝集積指標を用いた解析法や，定量的解析法，切除シミュレーションが知られているが，施設の実情に合わせコンセンサスが必要である．

2 肝胆道シンチグラフィ

投与された放射性医薬品は，血中から肝細胞に摂取された後，速やかに胆道系に排泄され，胆汁の一部として肝内胆管，肝管，胆嚢，総胆管を介して十二指腸へ排泄される．その分布状態の時間的推移の画像より，胆道通過性や肝細胞機能を評価する目的で行われる．

1）検査目的

□肝細胞の胆汁排泄機能や胆道の開存状態及び通過性の評価
□乳児黄疸の鑑別（乳児肝炎と先天性胆道閉鎖症の鑑別）
□胆汁うっ滞の評価
□胆汁漏の有無の確認
□体質性黄疸
□胆道運動機能異常
□胆道消化管再建後の胆汁の流れの評価

2）適応疾患

肝炎，肝硬変，肝癌，胆嚢炎，胆石症，胆管癌，総胆管癌，胆道ジスキネジー，胆道拡張症，胆道閉鎖症，高度肝機能障害例における病変部の把握，乳児肝炎と先天性胆道閉鎖症の鑑別，PTCD後や内瘻術後のドレナージ効果の判定

3）放射性医薬品

放射性医薬品	一般名	商品名	投与量(MBq)
^{99m}Tc-PMT	N-ピリドキシル-5-メチルトリプトファンテクネチウム	ヘパティメージ®注	74 ～ 185

4）集積機序

静注後，血中より速やかに肝細胞に摂取され，ビリルビンと同様にグルクロン酸抱合を受けて毛細胆管に排泄され，胆汁の一部となる．これは速やかに胆道系に排泄され，胆汁として細胆管，肝内胆管，肝管，胆嚢，総胆管を介して十二指腸へ排泄される．

5）前処置

胆嚢の描出率を高めるため，検査前絶食とする．しかし乳児肝炎と胆道閉鎖症の鑑別等，腸管排泄能のみの評価でよい場合は，特に絶食は必要ない．

6) 検査方法

静注後，5，10，20，30，45，60分といった経時的な撮像を行う．動態収集を行う場合は，静注直後より開始する．60分後に胆嚢描出または腸管内排泄がみられない場合は，90，120，180分後といった遅延像の撮像，および必要に応じて24時間後の撮像を行う（図A）．

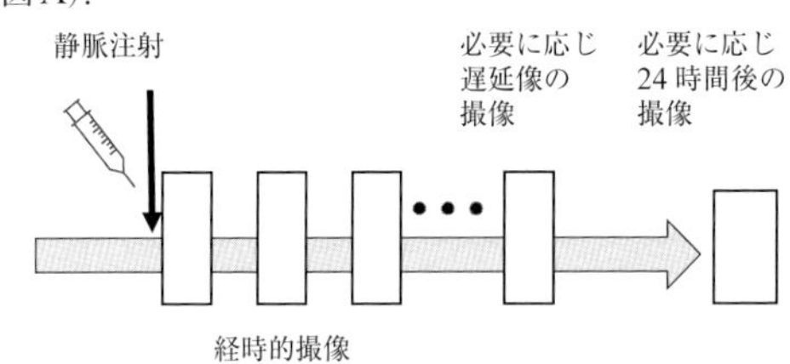

図A ^{99m}Tc-PMT 検査プロトコル

7) 画像解剖（正常画像）

正常例では，静注5分後で心プールを認めることなく肝に摂取され，5～20分後で肝内胆管を含む総胆管描出を認める．また，30分以内に腸管排泄，60分後には肝実質の明瞭な描出を認めることなく胆道・腸管に排泄される（図B，C）．

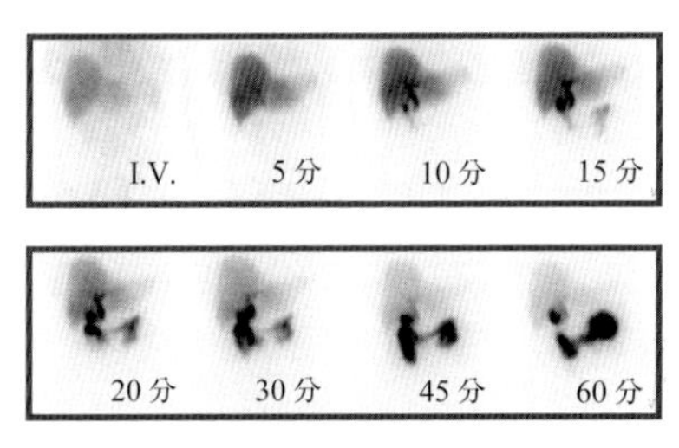

図B ^{99m}Tc-PMT 描出時間経過（正常）

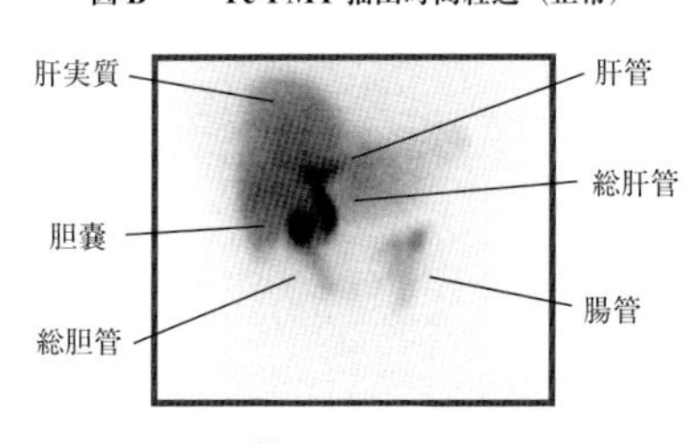

図C ^{99m}Tc-PMT 正常画像

8) 臨床への適応（疾患画像）

乳児黄疸症例（先天性胆道閉鎖症疑い）：肝実質への集積のみで腸管への排泄が認められず，投与後24時間まで胆管描出が見られない（図D）.

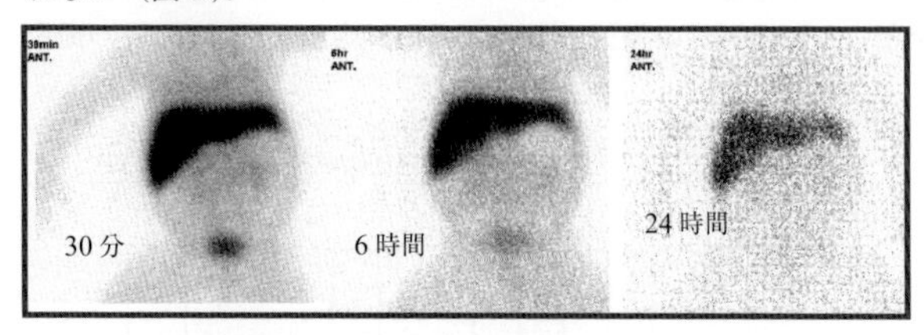

図D　乳児黄疸症例

9) 検査の注意点

乳児黄疸の場合，RI投与後24時間までの間に胆管および腸管内にRIの描出が認められれば先天性胆道閉鎖症は除外できるが，重度の乳児肝炎では胆管・腸管内への排泄が認められないことがあるため，24時間後に消化管が描出されないことが，必ずしも先天性胆道閉鎖症を意味しない場合がある.

メモ

3 消化管出血シンチグラフィ

下血をきたしている患者で，消化管からの出血部位を推定するのが重要な目的である．他の検査方法に比較して核医学検査は，微量の出血でも検出可能であること，出血部位を問わず検出できること，経時的に撮像することで間歇的出血も検出できるといった特徴がある．

1）検査目的

空腸以下の下部消化管からの，出血部位の推定．

2）適応疾患

下血

3）放射性医薬品

放射性医薬品	一般名	商品名	投与量(MBq)
^{99m}Tc-HSA-D	人血清アルブミンジエチレントリアミン五酢酸テクネチウム	プールシンチ®注	740
^{99m}Tc-RBC	^{99m}Tc 標識赤血球		740

4）集積機序

血管外へ漏出しない放射性医薬品を静注すると，全身の血液プールに拡散し，出血部位からの漏出が周囲に比較して高集積部位として描出される．

5）前処置

可能であれば絶食とする．大量の下血例では，検査前および検査中にバイタルサインを十分チェックしておく．

6）検査方法

動態収集はボーラス静注直後より収集を行う．出血が確認できない場合は，経時的に間隔を空け撮像を追加する．例として2，4，6，24時間後に撮像し，出血が確認され，出血部位が推定できた時点でIVRなどの治療に速やかに移行する．この際，SPECTを追加することも有効である．また出血により消化管内に移行したRIは，消化管の蠕動運動により移動するため，一度出血が確認できた場合でもその後に撮像を加えることで，出血部位をある程度予測することができる（図A）．

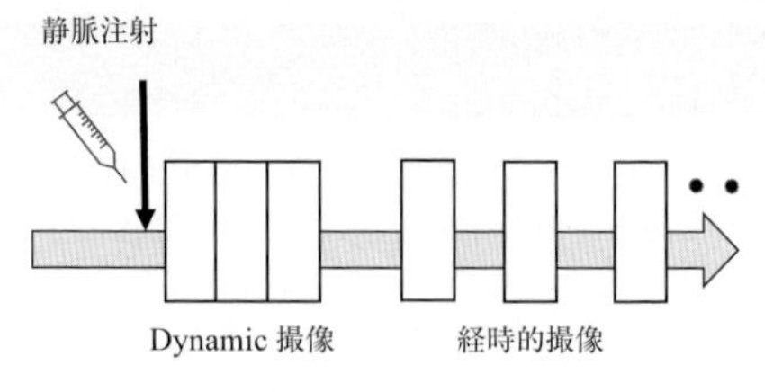

図A 消化管出血検査プロトコル

7) 画像解剖（正常画像）

正常では血液プール像として，心臓，肝臓，脾臓及び血管などが描出され，排泄経路として腎臓・尿路が描出される．また ^{99m}Tc による胃の描出が認められる（図B）.

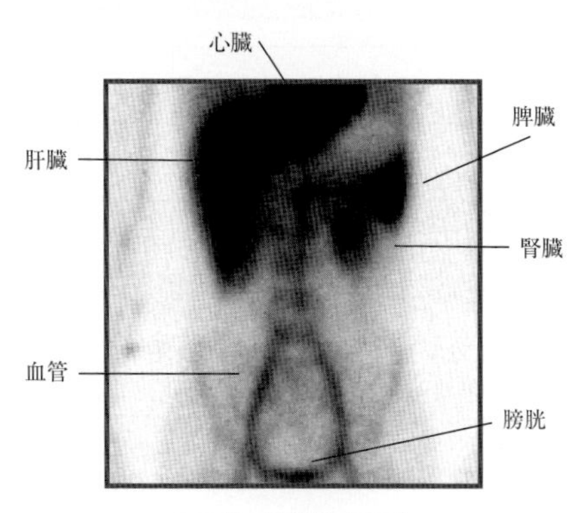

I.V. 後3時間像（正面）

図B 正常画像

8) 臨床への適応（疾患画像）

血液プール以外の腹腔内への集積が認められる場合，出血を疑う．異常集積の分布や形態が消化管と一致した場合，消化管内の移動を観察し，出血部位を同定することが重要となる．胃に分泌される遊離 ^{99m}Tc や尿路系の排泄，血液プール像などを出血と誤らないよう注意する．図Cに消化管出血の症例を示す．腹部左側に限局性の集積が出現し，経時的に腸管への移動を認める．

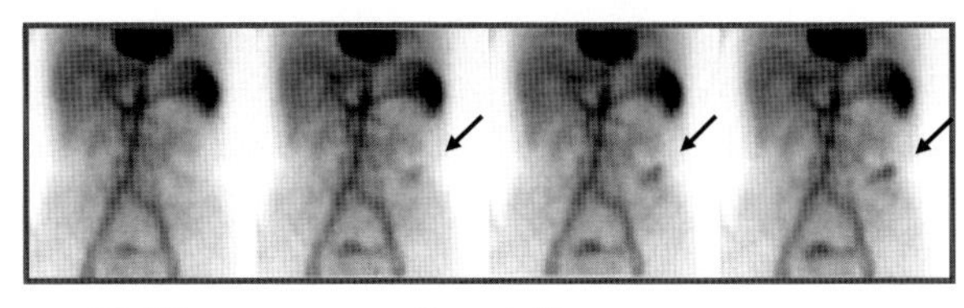

図 C　消化管出血

9）検査の注意点

□異常集積の分布や形態が消化管と一致した場合，消化管内の移動を観察し，出血部位を同定することが重要となる．胃に分泌される遊離 ^{99m}Tc や尿路系の排泄，血液プール像などを出血と誤らないよう注意する．

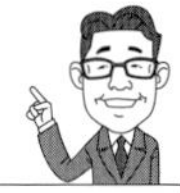

メモ

4 唾液腺シンチグラフィ

非侵襲的に唾液腺の機能や形態を評価できる唾液腺シンチグラフィは，各種唾液腺疾患の診断，機能評価，経過観察の目的で広く用いられている．

1）検査目的

□唾液腺の機能評価
□唾液腺腫瘍の鑑別診断

2）適応疾患

シェーグレン症候群，急性・慢性唾液腺炎，唾石症などの唾液腺疾患，顔面・舌咽神経麻痺，放射線障害（放射線唾液腺炎）などにおける唾液腺機能評価，および唾液腺腫瘍の鑑別

3）放射性医薬品

放射性医薬品	一般名	商品名	投与量(MBq)
$^{99m}TcO_4^-$ パーテクネテート	過テクネチウム酸ナトリウム		185 ～ 370

4）集積機序

唾液腺は腺構造を有する臓器で，腺房細胞から唾液が作られ，排泄管内壁には活動性上皮細胞が存在する．この上皮細胞（唾液腺細胞）は毛細血管より Cl^-，I^-，などの血中陰イオンを摂取し濃縮する作用があり，類似物質の $^{99m}TcO_4^-$ も同様に摂取される．主に漿液腺である耳下腺，顎下腺を中心に集積し，その後，唾液として排泄される．

5）前処置

検査前1時間の絶飲食

6）検査方法

唾液腺機能評価では，$^{99m}TcO_4^-$ 静注後より動態収集を前面像にて30分間行う．静注後20分でレモン汁，クエン酸などの酸味剤を口腔内に投与し，唾液分泌刺激を行う．後に，耳下腺や顎下腺に関心領域（ROI）を設定し，時間放射能曲線を作成することで，唾液腺の機能評価が可能である．

唾液腺腫瘍診断においては，静注後，経時的に頸部から顔面の正面像，また必要に応じて側面像を撮像する．次いで唾液分泌刺激を

行い，5～10分後に水で口腔内を洗浄後，撮像を行う（図A）.

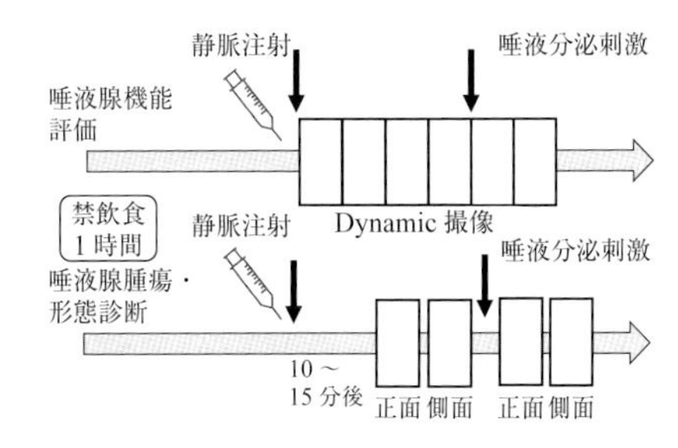

図A　唾液腺シンチグラフィのプロトコル

7）画像解剖（正常画像）

正常人では$^{99m}TcO_4^-$静注後，耳下腺と顎下腺が対称性に描出され，経時的に集積は増加する．耳下腺への集積は顎下腺と比較し同等～高い集積を示し，正常甲状腺とほぼ同等であるが，舌下腺は描出されない．酸味刺激後，唾液腺の集積は急激に減少しRIは口腔内に排泄され，その後，唾液腺集積が再上昇する．各唾液腺ROIの最大集積時カウントに対する，最大集積時と酸味刺激後の最低カウントの差の比率（洗い出し率）は，正常で50％以上を示す（図B）.

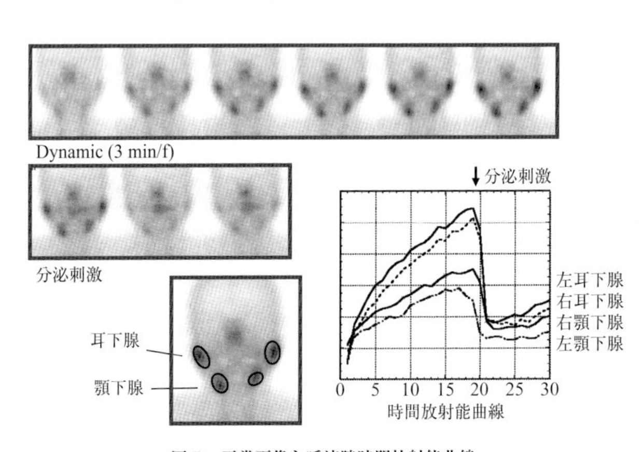

図B　正常画像と唾液腺時間放射能曲線

8）臨床への適応（疾患画像）

一般的に慢性唾液腺炎では唾液腺は集積低下，急性唾液腺炎では集積が増加する．唾液分泌刺激では，唾液腺はいずれも反応が低下または無反応となる．シェーグレン症候群では唾液腺の集積低下及び洗い出し率の低下は機能障害の程度に反映する．耳下腺，顎下腺発生の腫瘤性病変（腫瘍，膿瘍，囊胞）のほとんどは，$^{99m}TcO_4^-$を摂取しないため，欠損もしくは限局性集積低下として描出される．しかし良性唾液腺腫瘍であるワルチン腫瘍，好酸性腺腫（オンコサイトーマ）などは，$^{99m}TcO_4^-$の集積亢進を認め，酸味負荷にて排泄をみとめず，唾液腺腫瘍の鑑別に用いられる．図Cに左耳下腺機能低下例，および右耳下腺ワルチン腫瘍の例を示す．左耳下腺機能低下例では，左耳下腺の集積が著明に低下し，分泌刺激の反応低下を認める．またワルチン腫瘍例では酸味負荷前で集積増加を認め，負荷後に同部位に貯留を認める．

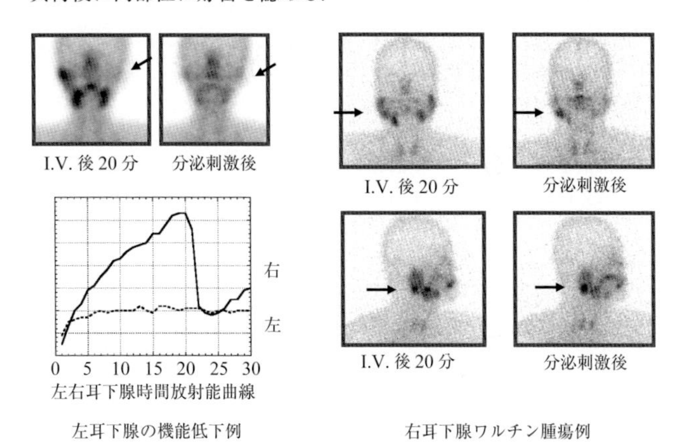

図C 左耳下腺の機能低下及び右耳下腺ワルチン腫瘍

9）検査の注意点

頭部を固定して行うのが望ましい．視野内には甲状腺部分を含め，唾液腺の集積程度との比較に用いる．また唾液腺造影の直後には施行しない．

OSCEに必要な知識

Q1：肝受容体シンチグラフィ，肝胆道シンチグラフィ，消化管出血シンチグラフィ，それぞれに用いられる放射性医薬品名を述べよ.

Q2：肝受容体シンチグラフィにおけるRI静注後15分の画像にて，心プール像と肝臓の集積が同等であった. この画像より，肝予備能はどのように評価できるか以下から選び，その理由を述べよ.

① 肝予備能は正常である
② 肝予備能は，通常より良好である
③ 肝予備能は，低下している
④ 画像からは評価できない

Q3：前問の場合において，HH15，LHL15の値は，どのようになるか以下から選び，その理由を述べよ.

① HH15の値は正常値を示し，LHL15も正常値となる
② HH15の値は正常よりも低値を示し，LHL15は高値を示す
③ HH15の値は正常よりも高値を示し，LHL15も高値を示す
④ HH15の値は正常よりも高値を示し，LHL15は低値を示す

Q4：唾液腺の腫瘤性病変の鑑別のため，唾液腺シンチグラフィを行ったところ，腫瘤部分にRIの集積増加を認め，唾液分泌刺激を行ったが排泄されなかった. この腫瘤病変は何を疑うか述べよ.

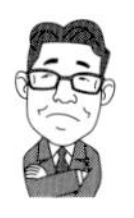

A1：
肝受容体シンチグラフィ；^{99m}Tc-GSA,
肝胆道シンチグラフィ；^{99m}Tc-PMT
消化管出血シンチグラフィ；^{99m}Tc-HAS-D, ^{99m}Tc-RBC

A2：
③ 正常では心血液プールの速やかな消失と，肝集積の増加を認め，静注3分後の時点で肝集積が心プールより高くなり，15分後では心プールがほとんど描出されない．肝機能・肝予備能の低下に伴い，血液プールの消失が遅延し，肝臓への取り込みが低下したことにより，静注後15分において心プール像と肝臓の集積が同等であったと考えられる．

A3：
④ 肝機能が低下すると心血液プールが長く存在することからH15は大きくなり，また肝臓集積が低下することよりL15は低くなる．そのため結果的にHH15の値は高値となり，一方LHL15の値は低下する．

A4：ワルチン腫瘍，オンコサイトーマ

メモ

1 腎静態シンチグラフィ

腎臓は，不要になった老廃物などを体外に排泄させる機能を有する．腎臓事態の構造は腎実質とろ過された尿を集める腎盂と腎杯から構成され，腎実質は皮質部（糸球体と近位尿細管）と髄質部（遠位尿細管）から構成される．腎機能検査に，血中の尿素窒素濃度や血清クレアチニン濃度などを測定して評価している．これらの測定結果は，左右の腎機能の数値の一元化のみで，腎機能の左右差や血流動態を把握は不可能である．腎機能評価の核医学検査は，静態と動態の両者あり，静態は主に形態診断を行い，腎摂取率の評価も行うことが可能．

1）検査目的

□腎機能の形態の診断
□尿路感染症後の瘢痕化
□腎臓局所障害の検出

2）適応疾患

腎盂腎炎，腎嚢胞，水腎症，膀胱尿管逆流症（VUR），腎腫瘍

3）放射性医薬品

放射性医薬品	一般名	商品名	投与量（MBq）
99mTc-DMSA	ジメルカプトコハク酸テクネチウム（^{99m}Tc）	キドニーシンチ®Tc-99m注 テクネ®DMSAキット	185 35～185

4）集積機序

尿細管イオンとの結合

5）前処置

なし

6）検査方法

静注後2～3時間後に仰臥位（座位）にて，後面像と両斜位像を撮像する．必要であればSPECT撮像を追加する．腎摂取率の評価は，投与前後のシリンジをシンチレーションカメラにて計測をしておく（図A）.

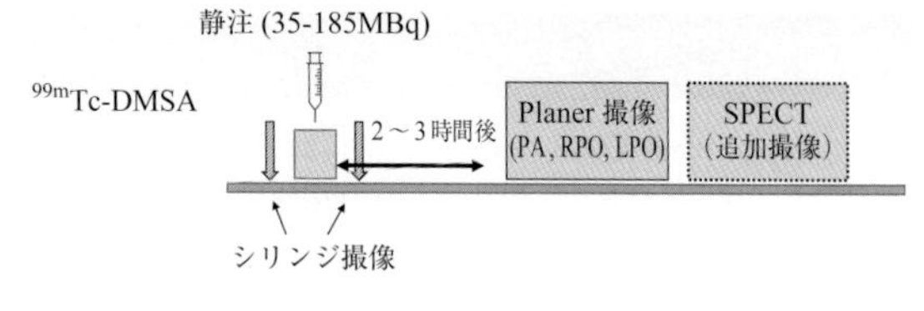

図 A　腎静態シンチグラフィのプロトコル

7）画像解剖（正常画像）

腎臓の腎実質（皮質＋髄質）の放射能分布は均一に描出され，腎盂や上極および下極は若干であるが取り込みが少ない．一般的に大きさは左腎が右腎に比べやや大きく，左腎の位置も高い（図 B）．

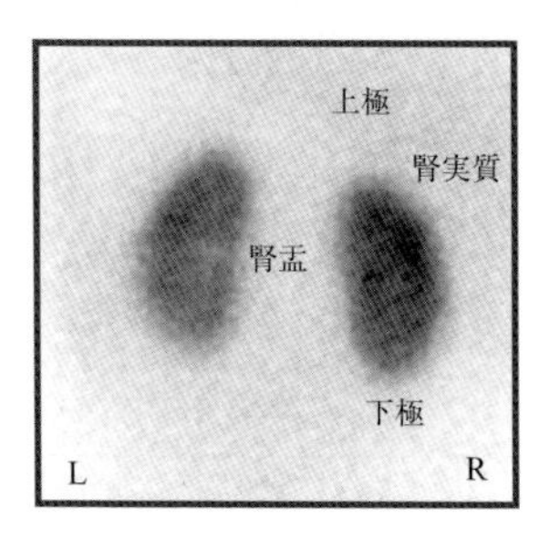

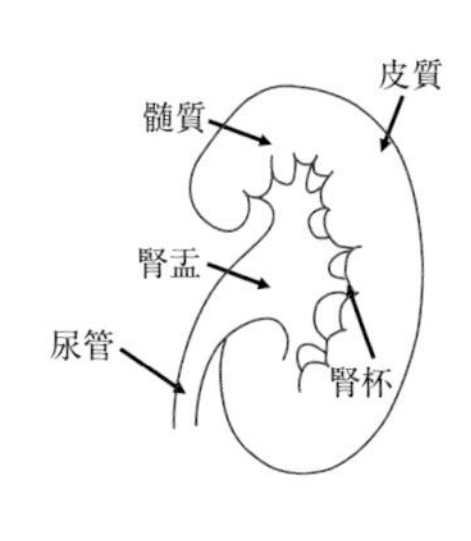

図 B　正常画像

8）臨床への応用（疾患画像）

水腎症：左腎の実質への取り込みが無く，欠損像が出現している．
腎盂腎炎後の瘢痕形成：腎静態シンチグラフィ後の SPECT 画像と MRI との Fusion 画像を示す．右腎の瘢痕形成の範囲が SPECT 撮像でより明確に理解できる（図 C）．

9）検査の注意点

□ ^{99m}Tc-DMSA は酸化しやすい性質があり，準備してからはなるべく 30 分以内には投与する必要がある．
□小児では体重に合わせて投与量を減量させる．
□肝臓には殆ど集積しないが，高度腎機能障害の場合，肝臓に集積が見られる．
□静注前後のシリンジをシンチレーションカメラで測定し，DMSA の相対的な分腎摂取率が算出可能である．

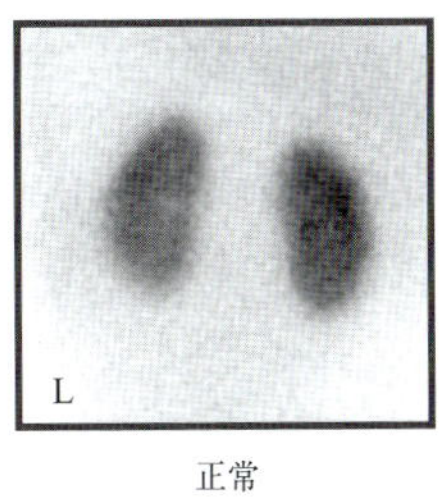

正常

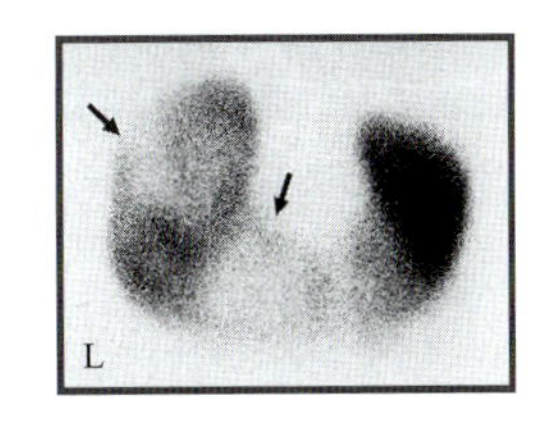

水腎症による欠損像あり

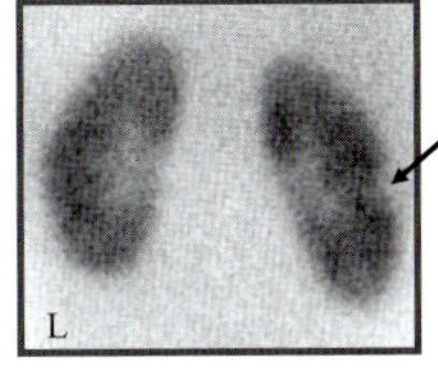

腎盂腎炎後の瘢痕形成

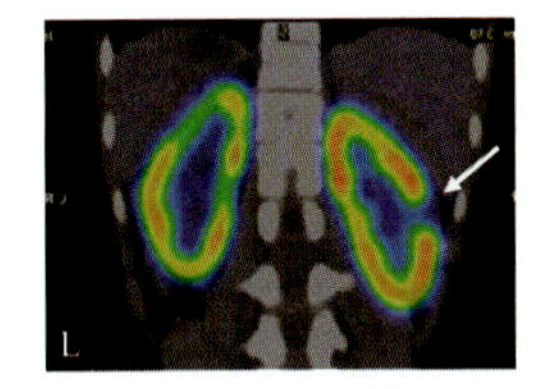

瘢痕の SPECT&CT 画像 Fusion

図 C

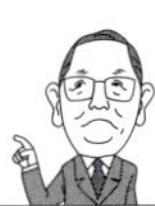

メモ

2 腎動態シンチグラフィ

腎機能評価の核医学検査の中で，動態は血流相，実質相および排泄相などを数値で評価を行う．また，使用する放射性薬剤を変化させることにより，糸球体ろ過率（GFR）や有効腎血漿流量（ERPF）など左右の分腎機能を数値として評価できる．また，ヨウド造影剤が使用できない患者の腎機能測定には有効である．

1）検査目的

□腎疾患の分腎の評価（有効腎血漿流，糸球体ろ過率）
□腎血管性高血圧症の治療判定
□腎移植後の機能評価
□腎梗塞の検出

2）適応疾患

腎血管性病変，閉そく腎疾患，腎移植後の腎機能

3）放射性医薬品

放射性医薬品	一般名	商品名	投与量（MBq）
^{99m}Tc-MAG3	メルカプトアセチルグリシルグリシルグリシンテクネチウム	MAGシンチ®注	200 ～ 555
^{99m}Tc-DTPA	ジエチレントリアミン五酢酸テクネチウム	テクネ®DTPAキット	74 ～ 555

4）集積機序

^{99m}Tc-MAG3：尿細管細胞で摂取し，近位尿細管からろ過
^{99m}Tc-DTPA：糸球体からのろ過

5）前処置

^{99m}Tc-MAG3と^{99m}Tc-DTPA共に，検査30分前に排尿させ，水200 ～ 300 mL摂取（水分負荷）．

6）検査方法（^{99m}Tc-MAG3と^{99m}Tc-DTPA共に）

撮像範囲は，腎臓から膀胱が入る範囲とする．仰臥位（座位で行う場合もある）にて背面から撮像する．放射性医薬品を急速静注（ボーラス）し，投与後から20 ～ 30分程度連続動態（ダイナミック）収集を行う．投与直後から1分間は2 ～ 5秒/フレーム，その後，10 ～ 30秒/フレームで収集を行う．また，投与前後のシリンジを測定して真の投与量を算出する（図A）．

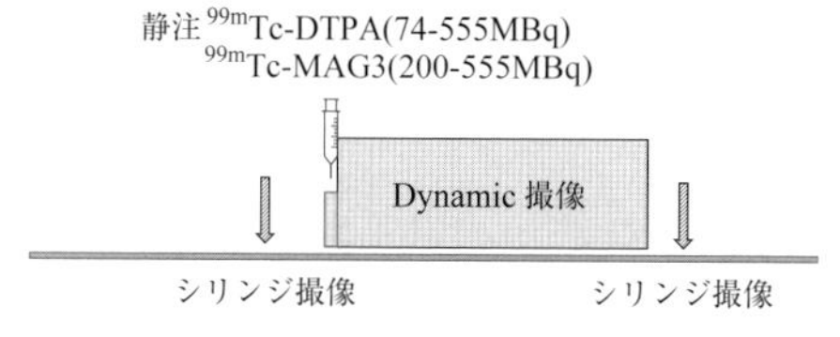

図A　腎動態シンチグラフィのプロトコル

7) 画像解剖（正常画像）

^{99m}Tc-MAG3 と ^{99m}Tc-DTPA 共に同じ

① **血流相**：ボーラス注入後，すぐに腹部大動脈が描出され，脾臓，腎臓への血流が描出

② **機能相**：腎実質が描出され，尿細管分泌や糸球体ろ過機能が反映される

③ **排泄相**：腎盂，腎杯から尿管を経て膀胱へ排泄される（図B）.

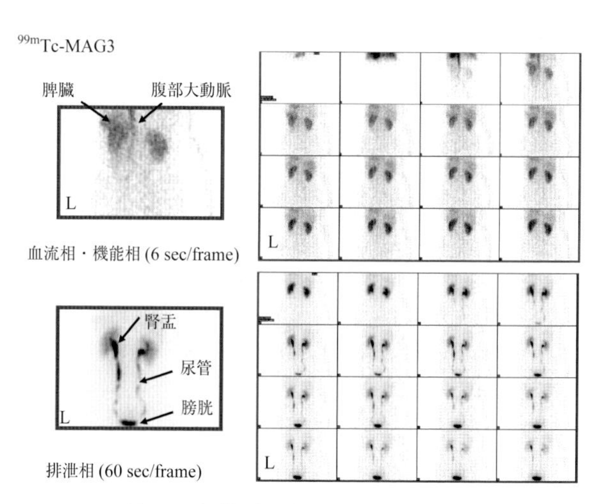

図B　正常画像（血流相機能相および排泄相）

レノグラム解析：左右の腎臓とその近辺にバックグラウンド（BG）の関心領域（ROI）をそれぞれ設定し，腎臓ROIとBG-ROIとの減算した時間放射能曲線を得る（図C）.

T_{max}：機能相の最高放射能カウントになる時間，正常は3～5分

T1/2：T_{max}の放射能カウントが50%になるまでに時間，正常は4～8分

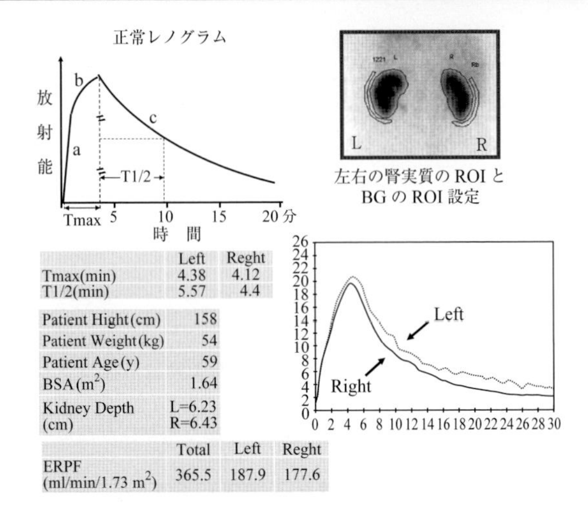

	Left	Reght
Tmax(min)	4.38	4.12
T1/2(min)	5.57	4.4

Patient Hight (cm)	158
Patient Weight (kg)	54
Patient Age (y)	59
BSA (m^2)	1.64
Kidney Depth (cm)	L=6.23 R=6.43

	Total	Left	Reght
ERPF (ml/min/1.73 m^2)	365.5	187.9	177.6

図 C　レノグラム解析

8) 臨床への応用（疾患画像）

閉塞性尿路疾患：血流相および排泄相において左腎の腎の器質的な閉塞あるいは機能低下を示す所見が読み取れる（^{99m}Tc-MAG3）．閉塞および機能低下の鑑別をするために利尿剤（フロセミド）負荷を行う（図 D）．

移植腎：一般的に A-P 撮像を行う．血流相にて両側腎実質大動脈とほぼ同時に良好に描出されている（^{99m}Tc-DTPA）．腎形態は正常でレノグラムも正常パターン（図 E）．

9) 検査の注意点

□ ^{99m}Tc-MAG3 は有効腎血漿流（effective renal plasma flow：ERPF）の評価に用いる．

□ ^{99m}Tc-DTPA は糸球体ろ過率（glomerular filtration rate：GFR）の評価に用いる．

□ 多くの腎移植は，骨盤腔内に腎臓を留めおくため前面からの収集が一般的である．

□ レノグラム解析は水分負荷量，ボーラス性および撮像体位（仰臥位，座位）などの左右される．

□ 腎血管性高血圧症においてはレニン分泌の変化が生じるため，糸球体ろ過率で評価するのが適している．

□ 腎血管性高血圧症の診断はカプトプリル負荷が用いられる．

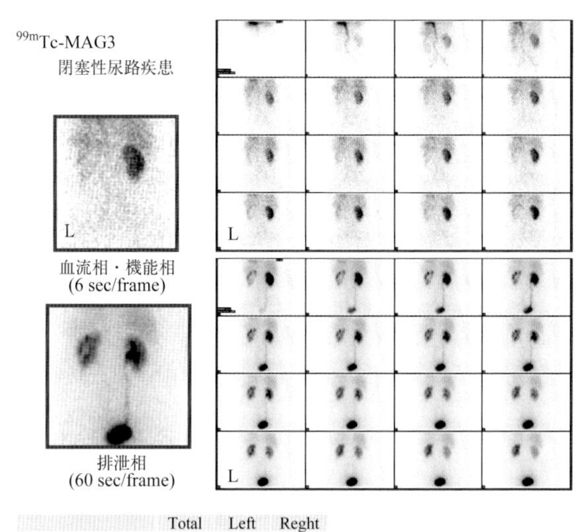

	Total	Left	Reght
ERPF (ml/min/1.73 m^2)	296.3	71.9	224.4

図 D

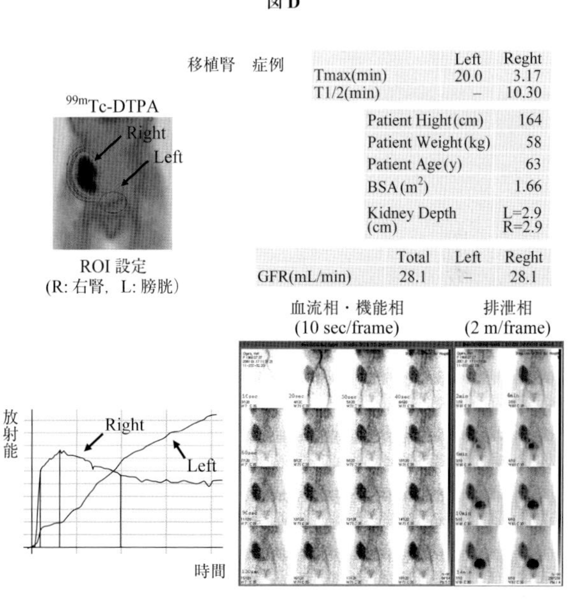

	Left	Reght
Tmax(min)	20.0	3.17
T1/2(min)	–	10.30

Patient Hight(cm)	164
Patient Weight(kg)	58
Patient Age(y)	63
BSA(m^2)	1.66
Kidney Depth (cm)	L=2.9 R=2.9

	Total	Left	Reght
GFR(mL/min)	28.1	–	28.1

図 E　移植腎

□尿の通過障害（尿管狭窄や尿うっ滞）などには利尿（フロセミド）負荷が用いられる.
□^{99m}Tc-DTPAの画像は^{99m}Tc-MAG3画像に比べてバックグラウンドが高い.

メモ

OSCEに必要な知識

Q1：一般的に右腎は左腎に比べて，低い位置に存在する．その理由を述べよ．

Q2：腎臓の検査の撮像は背面から行うのが一般的であるが，腎移植の検査は前面から行う．その理由を述べよ．

Q3：腎動態シンチグラフィで算出される指標であるERPFとGFRの違いを述べよ．

A1：
右腎臓の上部に肝臓が存在し，肝臓があるため，若干であるが右腎臓は低い位置に存在する．

A2：
移植した腎臓は，骨盤腔内の体表に近い場所に設置するのが一般的であるため，カメラにより近い，全面から撮像する．

A3：
ERPFは^{99m}Tc-MAG3の放射性医薬品を用い，この薬剤は尿細管から全量が濾過されるためそれが腎血漿流量を反映するため，有効腎血漿流量と呼ばれている．
GFRは^{99m}Tc-DTPAの放射性医薬品を用い，この薬剤は糸球体ろ過物質であるため糸球体ろ過率と呼ばれている．有効腎血漿流量と糸球体ろ過率とで，評価している．

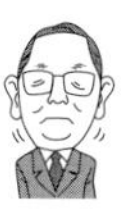

1 骨シンチグラフィ

骨は，皮質骨（緻密骨）と髄質骨（海綿骨）で構成されており，骨膜で覆われている．骨膜には，血管と神経が走行し，また，骨芽細胞と破骨細胞により，骨の破壊と生成が繰り返されている．さらに骨は，カルシウムが沈着した骨質により，カルシウムの代謝に大きく寄与している．骨シンチグラフィは，骨疾患の診断を目的とし，骨代謝が亢進した造骨部をより早期に検出し，全身を画像化できるために有用である．

1）検査目的

- □骨転移の評価（病期の判断，拡がり評価，および治療効果判定）
- □原発性骨腫瘍の評価
- □骨痛，関節痛，および炎症の評価
- □骨折

2）適応疾患

転移性骨腫瘍（前立腺がん，乳がん，肺がん，膀胱がん，子宮がん，胃がん等），原発性骨腫瘍（骨肉腫，骨髄腫等），関節炎，骨髄炎，骨折，人工関節置換後の感染および，関節のゆるみなど

3）放射性医薬品

放射性医薬品	一般名	商品名	投与量 (MBq)
^{99m}Tc-MDP	メチレンジホスホン酸テクネチウム	テクネ®MDP注	370 ～ 740
	メチレンジホスホン酸テクネチウム　調製用	テクネ®MDPキット	
^{99m}Tc-HMDP	ヒドロキシメチレンジホスホン酸テクネチウム	クリアボーン®注	555 ～ 740
	ヒドロキシメチレンジホスホン酸テクネチウム　調整用	クリアボーン®キット	

4）集積機序

^{99m}Tc-MDP，^{99m}Tc-HMDP：ハイドロキシアパタイトへの化学吸着とされている

5）前処置

撮像直前に排尿する．

6) 検査方法

放射性医薬品を静脈注射し，2 ～ 3 時間以降に，仰臥位にて頭部から足部までの全身像を収集する（図 A）.

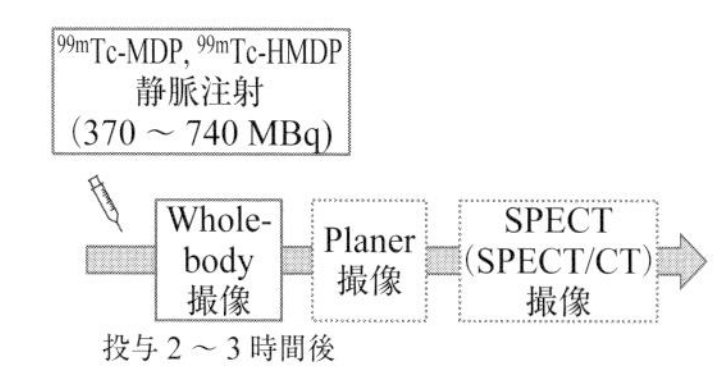

図 A　骨シンチグラフィのプロトコル

より詳細な画像が必要な場合，追加で正面，斜位，側面の planer 収集を行う．評価したい部位が膀胱内の放射性医薬品や他の骨と重なる場合，SPECT 収集を行うことで，3 次元情報を取得する．加えて，SPECT/CT 撮像は，CT 画像で集積部位での骨が評価できるため，診断に有用である．

7) 画像解剖（正常画像）

全身像は，椎体，肋骨，および四肢骨のように集積の程度が異なる部位であっても評価できるように，濃度のダイナミックレンジ（標準と 1.5 倍程度）の異なる画像を提示する．

正常な成人の全身像は，肩鎖関節，胸骨，胸鎖関節，仙腸関節，股関節，および肩甲骨下角で高集積を示すことがある．また，放射性医薬品は尿排泄のために，尿路系が描出される．特に成人女性（正常）は，頭蓋骨にびまん性の集積を認めることがある（図 B）.

恥骨は，膀胱内が放射性医薬品により高集積であると高輝度となり（ハレーション），診断に影響を及ぼすために，検査直前に排尿をする．

小児の全身像は，年齢により変化し，特に骨端線，顔面骨，および肋骨端で強く集積する．また，頭蓋骨の縫合部は，縫合が閉じた後からしばらくは線状の集積がある（図 C）.

8) 臨床への適応（症例画像）

前立腺がんの多発骨転移：前立腺がんは，造骨型骨転移で陽性像を示し，転移部位の検出に優れている．全身像は，椎体に加えて，頭蓋骨，肋骨，および骨盤に多発骨転移を認める．また，腎臓と膀胱に集積を示す（図 D）.

骨 Paget 病：骨 Paget 病は，骨リモデリング異常のために，骨組織の腫大および変形をきたす疾病である．全身像は，薬物治療開始時（左）と比較して治療後（右）で新たな集積部位を認めず，

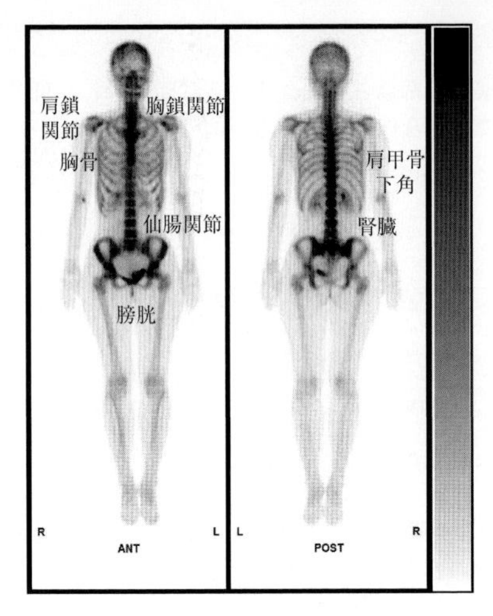

図B 成人女性（正常）

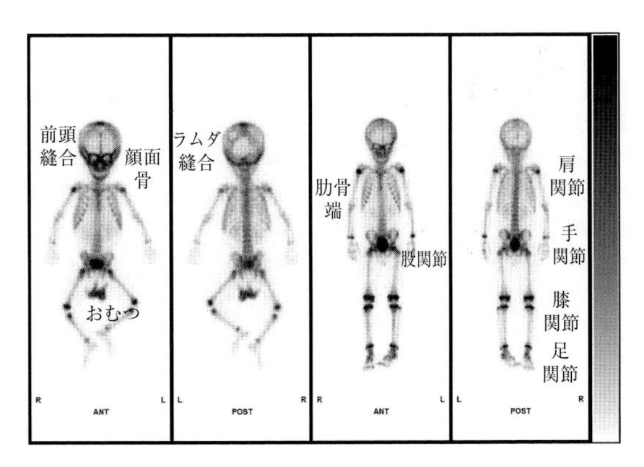

図C 小児（正常）

既存の集積部位（頸椎，胸椎，骨盤，股関節）での集積低下を認める（図E）．

9）検査の注意点

□体が傾かないように仰臥位で頭部を正面にし，手のひらを下にむけ橈骨と尺骨が重ならないようにする．

□圧迫感に耐えられない患者さん（閉所恐怖症など）は，頭部収集時には検出器を顔からはなす，もしくは，医師に確認後，

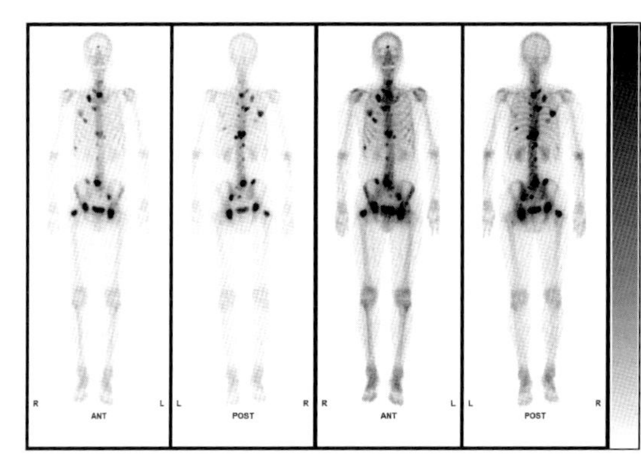

図D　前立腺がんの多発骨転移

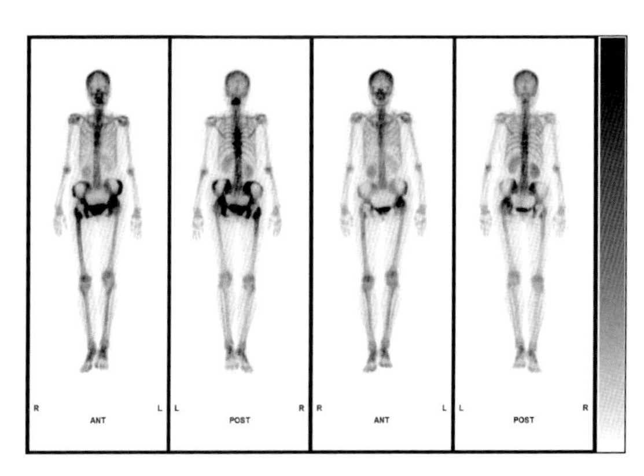

図E　骨 Paget 病

収集範囲は頸部から足先までに変更する.

□膀胱内に多くの放射性医薬品が残っている場合, 骨盤部（恥骨, 仙尾骨）の評価が困難となるため, 必ず検査直前に排尿をしてもらう.

□尿汚染が骨と重なる場合, 複数方向からの planer 画像を追加収集し, 尿汚染であることを確認する.

□表示スケールは, 検査ごとに異なり, また定量値ではないため, 診断補助ツールを用いて表示スケールを統一し, 定量値を参考にして治療経過を評価することも可能である.

OSCEに必要な知識

Q1：骨転移をしやすいがん腫は何か？

Q2：骨シンチグラフィは，抗がん剤やホルモン療法などによる治療効果判定に有用か？

Q3：骨シンチグラフィの正常像は，年齢と性別でどのように変化するか？

A1：
前立腺がん，乳がん，肺がん．

A2：
有用である．この検査は，全身治療である化学療法やホルモン療法の治療効果判定のために，全身骨をスクリーニングできる．ただし，治療開始から6か月でみられる一過性の集積増加（フレア現象）は，治療効果判定を難しくする．

A3：
正常像は，小児で骨端線に強い集積を示し，成長とともに集積は低下する．成人において，一般的に甲状軟骨，舌骨，肩関節，肩峰，烏口突起，胸鎖関節，胸骨，仙腸関節，股関節で集積を示す．加えて，女性は頭蓋骨前頭部に対称性のびまん性集積や乳房が描出されることがある．

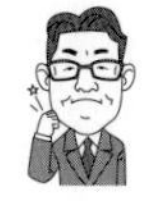

1 骨髄シンチグラフィ

骨髄組織は，髄腔と海綿骨の小さな腔を満たす組織で，血管と造血細胞から構成されている．骨髄細胞は，造血組織として血液細胞（赤血球，白血球，および血小板）を補給し，また，骨髄組織は，造骨機能を持つ赤色骨髄と脂肪化した造骨機能を持たない黄色骨髄とに分けられる．体幹の骨髄組織は，ほぼ赤色骨髄として残るが，四肢骨の骨髄組織は，成長と共にほとんどが黄色骨髄に変化する．$^{111}InCl_3$骨髄シンチグラフィは，全身の造血骨髄を画像化することが出来るため，造血骨髄疾患の評価に用いられている．

1) 検査目的

□全身での造血骨髄の分布評価

2) 適応疾患

再生不良性貧血，急性白血病，慢性骨髄性白血病，悪性リンパ腫，多発性骨髄腫，溶血性貧血，鉄欠乏性貧血，赤血球増多症，放射線照射および化学療法後の造血能評価，骨髄穿刺部位の決定

3) 放射性医薬品

放射性医薬品	一般名	商品名	投与量 (MBq)
$^{111}InCl_3$	塩化インジウム（^{111}In）	塩化インジウム（^{111}In）注	37 ～ 111

4) 集積機序

血清中のトランスフェリンと結合し，幼若赤血球に取り込まれる

5) 前処置

特になし

6) 検査方法

放射性医薬品を静脈注射し，48時間後に仰臥位にて，頭部から足部までの全身像を収集することで，全身の骨髄分布を撮像する（図A）．

7) 画像解剖（正常画像）

放射性医薬品は，活性骨髄に集積する．小児は，大部分が赤色骨髄であり，成人の赤色骨髄は，体幹部を中心に，脊椎，胸骨，肋骨，鎖骨，肩甲骨，骨盤，頭蓋骨に分布している．放射性医薬品は，骨髄に30% 集積し，また，肝臓（20%），腎臓（7%），

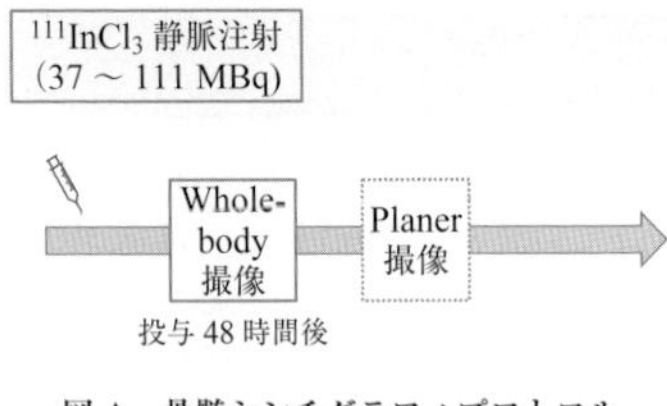

図A　骨髄シンチグラフィプロトコル

および脾臓（1%）にも集積する．全身像は，巨核球が増加または正常で，赤芽球や顆粒球に異常を認めないために集積を示す．放射性医薬品は，脊椎，肋骨，骨盤に集積し，髄外造血による異常集積を認めない（図B）．

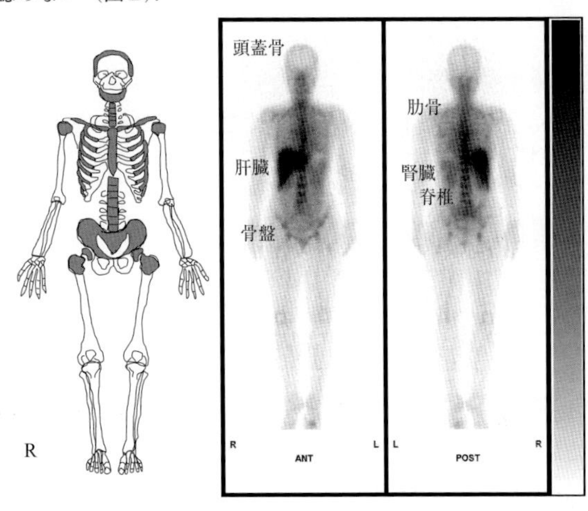

図B　成人の赤色骨髄の分布および正常骨髄シンチ

8）臨床への適応（疾患画像）

全身像は造血障害に対して，集積の低下および不均一像として描出される．

再生不良性貧血：全身像は，躯幹部と四肢の集積が著明に集積低下し，不均一を示す．（図C（a））

骨髄異形成症候群：骨髄検査にて軽度の骨髄異形成症候群（RCMD–WHO分類2008年版）と診断．全身像は，骨盤，肋骨，肝臓に集積を認めるが，長管骨や脾臓に集積を認めない．

骨髄異形成症候群は，骨髄の低形成よりも正常または過形成が多いとされる（図C（b））．

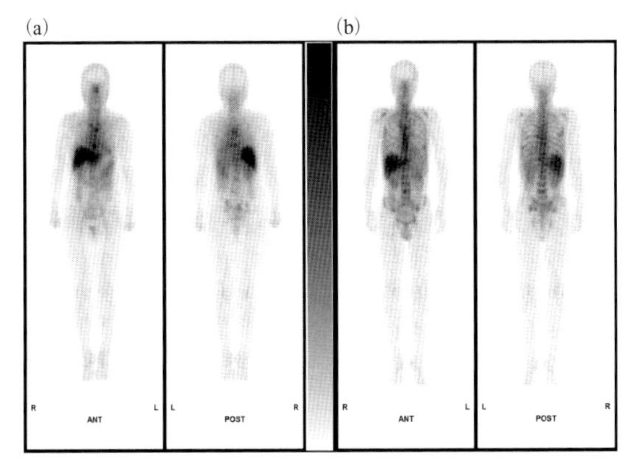

図 C　再生不良性貧血（a）および骨髄異形成症候群（b）

9）検査の注意点

- □ ^{111}In は γ 線エネルギーが高いため，中エネルギー用コリメータを使用して収集する．
- □ 骨髄シンチグラフィは，$^{111}InCl_3$ の投与量が少ないために，画像雑音を考慮した収集時間を設定して検査をする必要がある．

メモ

2 センチネルリンパ節シンチグラフィ

リンパ節は，リンパ管の経路中に存在し，異物や細菌の補足，リンパ球の増殖および抗体産生などによる生体防御機能を有している．がん腫は，リンパ行性に転移しやすく，転移したリンパ節は腫大する．センチネルリンパ節は，所属リンパ節の中で腫瘍が最初に転移するリンパ節であり，早期にリンパ節転移の有無を評価することは治療を行う上で必要不可欠なことである．センチネルリンパ節シンチグラフィは，画像を用いたリンパ節の同定により，手術時のセンチネルリンパ節の検出を容易にし，リンパ節郭清手術の適応を評価することができる．

1）検査目的

□シンチレーションカメラによるセンチネルリンパ節の同定
□手術中でのガンマプローブによるセンチネルリンパ節の同定

2）適応疾患

悪性黒色腫，乳がん，消化管がん，頭頸部がん，陰茎がん及び前立腺がんなど

3）放射性医薬品

放射性医薬品	一般名	商品名	投与量(MBq)
^{99m}Tc-phytate	フィチン酸テクネチウム	テクネ®フチン酸	18.5 ～ 111
^{99m}Tc-スズコロイド	テクネチウムスズコロイド	スズコロイドTc-99m注	37 ～ 111

4）集積機序

^{99m}Tc-phytate，^{99m}Tc-スズコロイド：皮内または皮下からリンパ管内に移行し，リンパ節の網内系に摂取される

5）前処置

特になし

6）検査方法

手術前日または当日に，放射性医薬品（0.5 ～ 1.0 mL程度）を腫瘍近傍の皮内または皮下に分割して投与する．乳がんの場合，腫瘍近傍に加えて乳輪下に投与することもある．

投与2時間以降に腫瘍近傍からリンパ節までのplaner画像を撮像

する．この際，穿刺部位は，鉛で遮へいをする．Planer画像は，仰臥位正面像に加え，必要に応じて斜位像，側面像を追加収集する．

SPECT/CT装置またはマーキングによりSPECTとX線CT画像とを融合できる場合，SPECT/CT画像を撮像し，融合画像を作成する．体位は，医師に確認後，手術時と同じ体位または位置ずれが生じない安定した体位とする．

手術前日の検査：放射性医薬品は，手術時に検出されるよう，手術当日検査時より多く投与する（図A）．

手術当日の検査：手術日程に合わせて，注射1～3時間後に核医学検査を実施する（図B）．

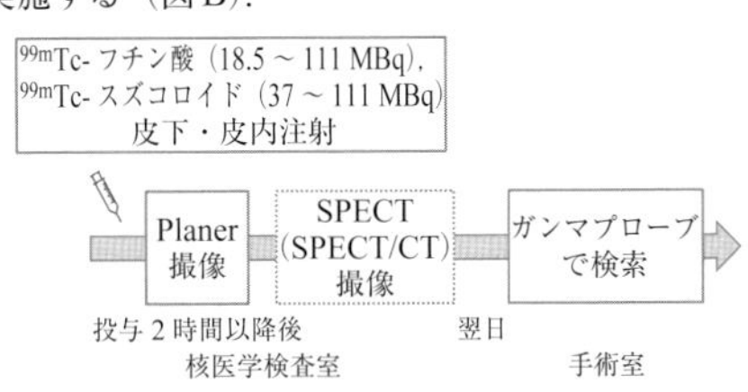

図A　検査プロトコル

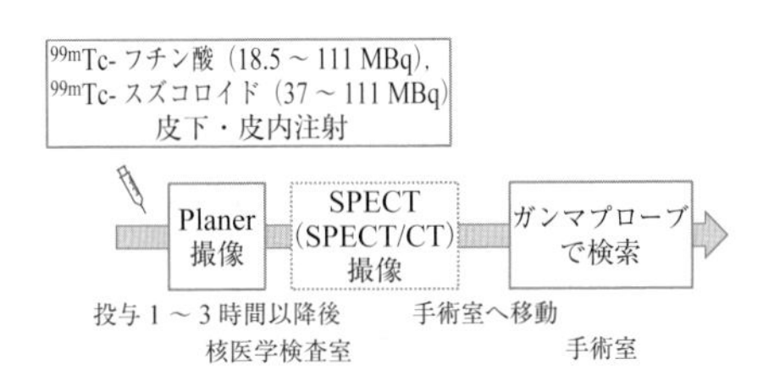

図B　検査プロトコル

7）画像解剖（正常画像）

乳がんの場合，センチネルリンパ節は，患側の腋窩領域に存在する．悪性黒色腫の場合，腫瘍が存在するリンパ流に従って，リンパ節領域を含み撮像する（図C）．

8）臨床への適応（症例画像）

右乳がん：核医学画像は，仰臥位正面にて穿刺部位を鉛板でマスクして収集した．右腋窩領域にセンチネルリンパ節が描出されている．右乳がんの場合，planer画像は右腋窩領域にリンパ節がspot状に認められ，また肝臓が描出される．X線CT画像との融合画像により，センチネルリンパ節の解剖学的情報が付加され，大胸筋と広背筋との位置関係がわかる．また，核医学検査時に，皮下

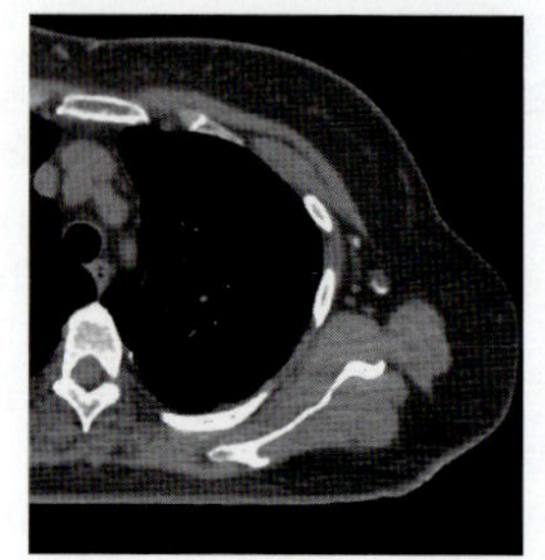

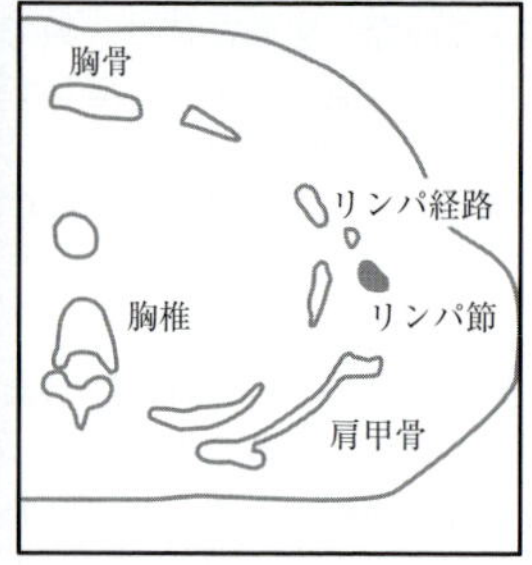

図 C　腋窩領域のリンパ節

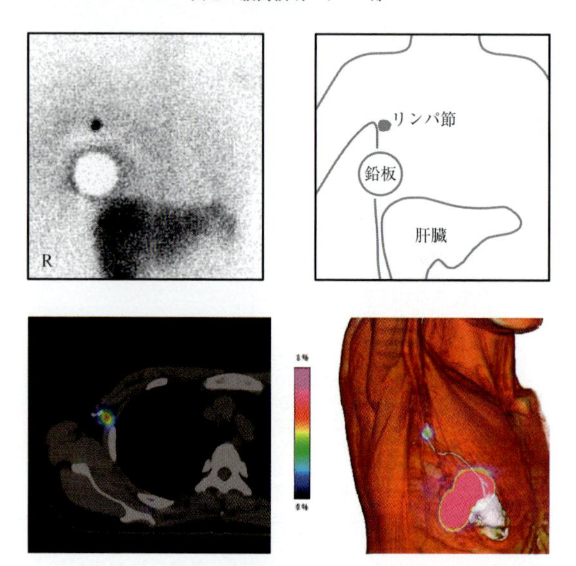

図 D　腋窩領域のリンパ節（乳がん）

または皮内にヨード造影剤を注射することで，リンパ流の経路とセンチネルリンパ節への流入が確認できる（リンフォCT）．さらに，ボリュームレンダリング画像により，手術時にガンマプローブでの同定および切開する領域の判断が容易となる（図D）．

左踵部悪性黒色腫：左踵部に放射性医薬品を注射した場合，リンパ節は左膝窩部または左鼠径部に描出される．planer画像は，左鼠径部および左膝窩部に多数のリンパ節への集積を示す．融合画像により，集積部位が左膝窩部（膝蓋骨レベル）のリンパ節と同定できる（図E）．

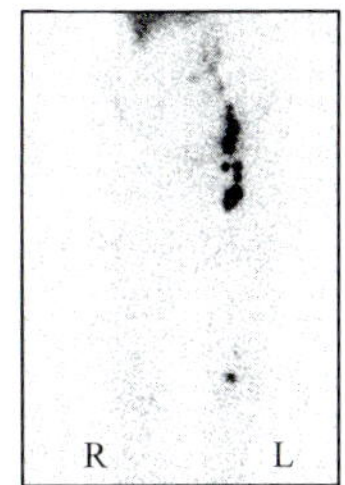

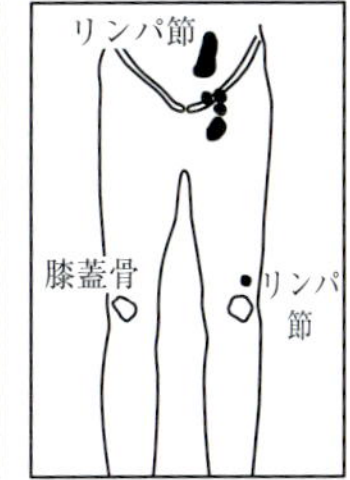

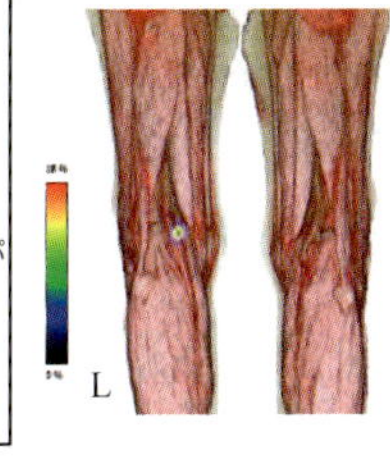

図 E　左膝窩部または左鼠径部領域のリンパ節（左踵部悪性黒色腫）

9）検査の注意点

- □ 検査中は，体動によるSPECT画像とX線CT画像との位置ずれが生じないよう，患者さんに指示する．困難な場合は最も楽な体位で固定し，高い同定精度を維持する必要がある．
- □ 注射部位は，多くの放射能が残存しており，散乱線除去とアーチファクト低減のために鉛板を用いて注射部位をマスクする．
- □ センチネルリンパ節の集積放射能量は僅かで，かつサイズは小さいため，収集時間は安定したコントラストが得られ，ピクセルサイズはサンプリング定理を満たすように設定する．
- □ ガンマプローブは，リンパ節での放射性核種を検出することができるため，センチネルリンパ節の同定に用いられる．ガンマプローブは，高い指向性と感度を有することで，B.G.との差が判断しやすくなるために，高い精度で同定ができる．

OSCEに必要な知識

Q1：骨髄シンチグラフィにおいて正常集積部位はどこか？

Q2：造血組織は，再生不良性貧血と骨髄異形成症候群とでどのように違うか？

Q3：センチネルリンパ節とは何か？

A1：
成人の正常集積部位は，赤色骨髄が分布している部位（脊椎，胸骨，肋骨，鎖骨，肩甲骨，骨盤，頭蓋骨）に加えて，肝臓，脾臓，および腎臓．小児は，全身の大部分に赤色骨髄が分布している．

A2：
再生不良性貧血症例は，造血幹細胞の障害により低形成で脂肪組織化した骨髄が多くを占めている．一方，骨髄異形成症候群は，正常または過剰な造血組織である症例が多いとされている．ただし，全身像は，造血能（赤血球，白血球，および血小板の減少）を反映した低集積や不均一な集積として描出される．

A3：
悪性腫瘍のリンパ流から最初に流れ込むリンパ節をセンチネルリンパ節と定義する．したがって，放射性医薬品は腫瘍近傍の皮内または皮下に注射する．

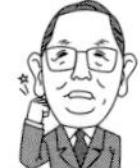

メモ

1 腫瘍シンチグラフィ（^{67}Ga-クエン酸ガリウム）

^{67}Ga-クエン酸ガリウムは，悪性リンパ腫，悪性黒色腫，未分化がんによく集積する．しかし，腫瘍イメージングは，^{18}F-FDGを使用した腫瘍FDG-PETが主流であるため，^{67}Ga-クエン酸ガリウムは，限られた用途になっている．

1）検査目的

- □悪性腫瘍の検索
- □病期診断
- □治療効果判定
- □経過観察

2）適応疾患

悪性リンパ腫，悪性黒色腫，未分化がん，頭頸部腫瘍など

3）放射性医薬品

放射性医薬品	一般名	商品名	投与量（MBq）
^{67}Ga-citrate	クエン酸ガリウム（^{67}Ga）注射液	クエン酸ガリウム（^{67}Ga）注NMP	74～111
		クエン酸ガリウム-Ga67注射液	

4）集積機序

腫瘍細胞への集積機序は明らかではないが，血液中のトランスフェリンと結合し，トランスフェリンレセプタを介して腫瘍細胞に取込まれると考えられている．

5）前処置

排便させるために，検査前日の下剤投与，場合によっては浣腸を行う．

6）検査方法

静脈投与し，48時間後または72時間後に全身撮像とplaner撮像，必要に応じて，SPECT（SPECT/CT）撮像を行う（図A）．

7）画像解剖（正常画像）

鼻咽頭線，唾液腺，涙腺，肝臓，脾臓，消化管，骨髄に集積し，男性では，外陰部，女性では，乳腺に集積する場合がある（図B）．

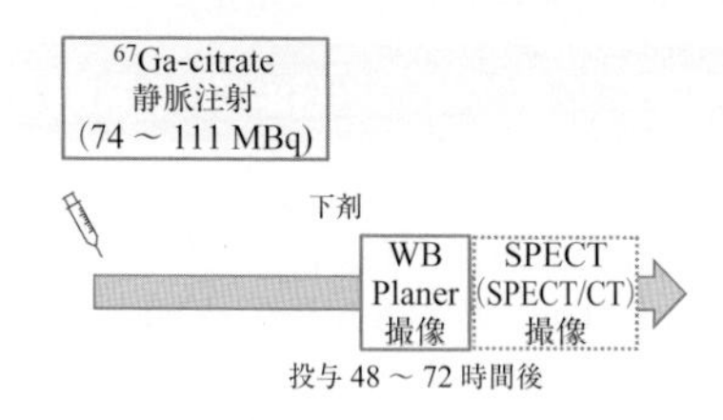

図 A　^{67}Ga シンチグラフィ検査プロトコル

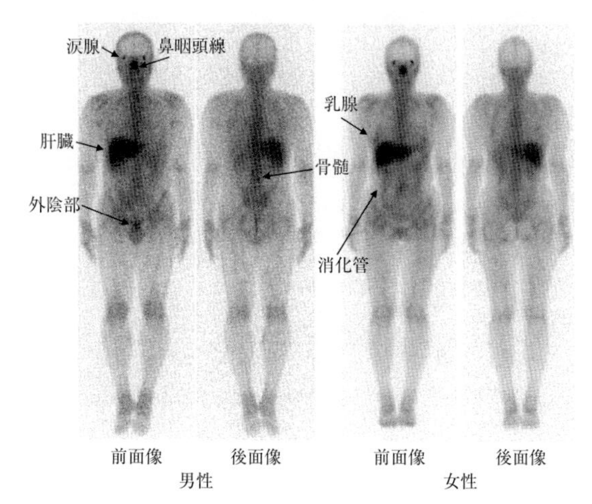

図 B　^{67}Ga-citrate による腫瘍シンチグラム（正常）

8）臨床への適応（疾患画像）

悪性リンパ腫：血液中のリンパ球，またリンパ芽球が，がん化した疾患であり，トランスフェリンレセプタが豊富で^{67}Ga–クエン酸ガリウムがよく集積する．全身の評価が可能で，さらに三次元的な情報が得られるSPECT画像はCT画像と対比が容易であるため，可能であれば撮像したほうがよい（図C）．また，治療前後の検査により，病期診断や治療効果判定に有用である．化学療法前の全身像では，腹部中央と鼠径部に異常集積がみられる．CT画像で，傍大動脈リンパ節の腫大がみられ，これと一致した部位に集積していることが，SPECT画像でわかる．化学療法後では，化学療法前にみられた異常集積がみられない．

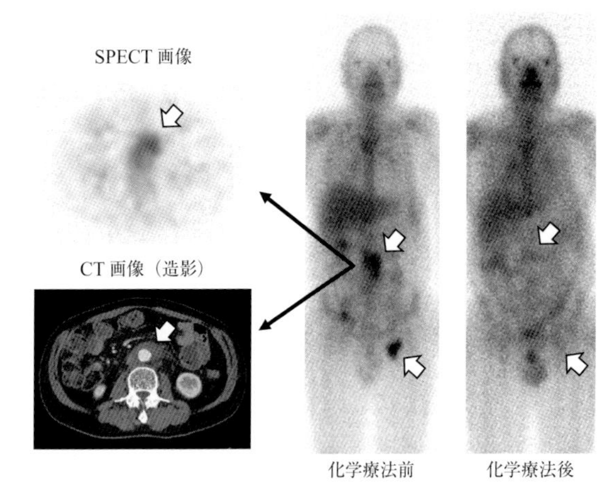

図 C　悪性リンパ腫

9）検査の注意点

□放射性医薬品は胎盤を通過し，また母乳中にも排泄されるため，妊娠中や授乳中の場合は投与を避ける方が望ましい．

□医師の判断で実施する場合は，投与後3週間以上の期間を空けて授乳する．

□^{67}Ga-クエン酸ガリウムをガドリニウム造影剤，鉄剤，キレート剤と同日に投与することは避ける．

□SPECT（SPECT/CT）撮像は小病変の検出に有効であるため，積極的に実施する．

メモ

腫瘍シンチグラフィ（^{201}TlCl）

腫瘍には，良性腫瘍と悪性腫瘍があり，治療方針が異なるため，腫瘍の鑑別は重要である．^{201}TlClは良性腫瘍にも集積する場合があるが，良性腫瘍は，悪性腫瘍に比べて一般的に集積の停滞が短い．この性質を利用し，悪性腫瘍と良性腫瘍の鑑別目的に使用される．

1）検査目的

□良悪の鑑別
□腫瘍の活動性評価
□治療効果判定

2）適応疾患

骨軟部腫瘍・脳腫瘍・副甲状腺疾患・甲状腺腫など

3）放射性医薬品

放射性医薬品	一般名	商品名	投与量（MBq）
^{201}TlCl	塩化タリウム（^{201}Tl）注射液	塩化タリウム（^{201}Tl）注NMP	74～111
		塩化タリウム-Tl201注射液	

4）集積機序

Na^{+}/K^{+} ATPアーゼによって，K^{+}は細胞内に取込まれ，Na^{+}は細胞外に放出される．K^{+}と挙動が同じ^{201}TlClは，それによって細胞内に取込まれる．腫瘍細胞では，^{201}TlClの方がK^{+}より親和性が強いため，多く取込まれる．

5）前処置

特になし

6）検査方法

静脈投与し，5～15分後に早期像を撮像し，2～4時間後に後期像を撮像する．それぞれ全身撮像，planer撮像，必要に応じてSPECT（SPECT/CT）撮像を行う（図A）．

7）画像解剖（正常画像）

眼窩周囲の筋肉，鼻腔，唾液腺，甲状腺，心筋，肝臓，脾臓，腎臓，消化管，筋肉に集積する（図B）．

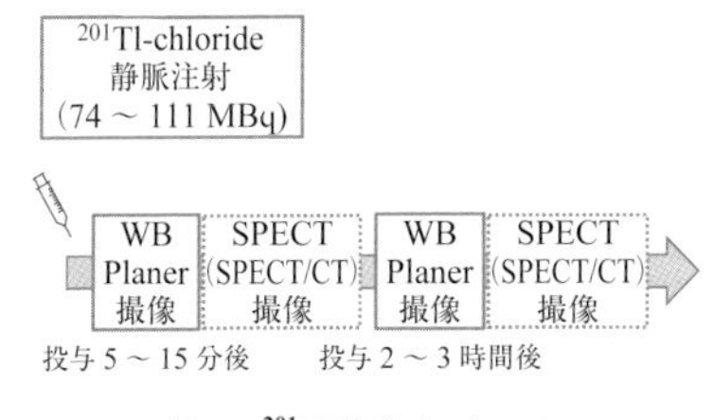

図A ^{201}Tl 検査プロトコル

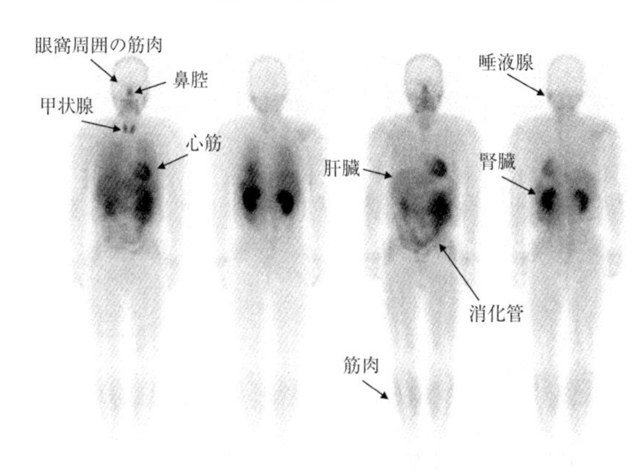

図B ^{201}TlCl による腫瘍シンチグラム（正常）

8）臨床への適応（疾患画像）

骨軟部腫瘍：骨軟部腫瘍は骨，筋肉，脂肪，神経，血管など，全身の至るところに発生する可能性がある．一般的に，悪性では後期像でも集積が持続する（図C）．しかし，腫瘍の種類によっては，良性でも後期相で集積がみられる場合や，悪性でも集積が見られない場合もあるため，補助的な役割であることを認識しておく必要がある．早期像と後期像で，左大腿部に異常集積がみられる．また，MR 画像でも同部位に高信号がみられる．（大腿滑膜肉腫）

脳腫瘍：脳腫瘍悪性度が最も低い Grade I から悪性度が最も高い Grade IV までの4段階で分類される．悪性度の高い腫瘍ほど高集積を示すため，悪性度分類に有用である（図D）．また，三次元的情報が得られる SPECT 撮像が必須であり，集積の変化を数値化して診断の補助に用いられる場合がある．

早期像と後期像のSPECT画像でリング状の集積がみられ，MR画像でも，リング状に造影効果がみられる（星細胞腫）.

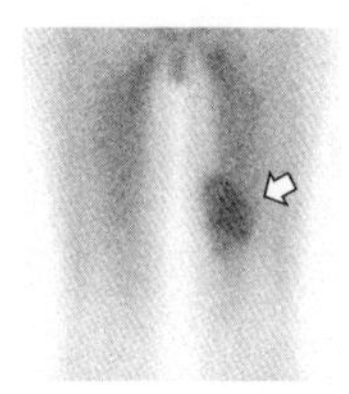

早期像

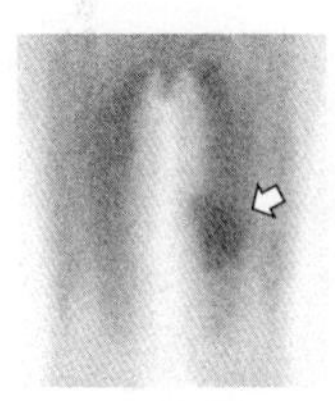

後期像

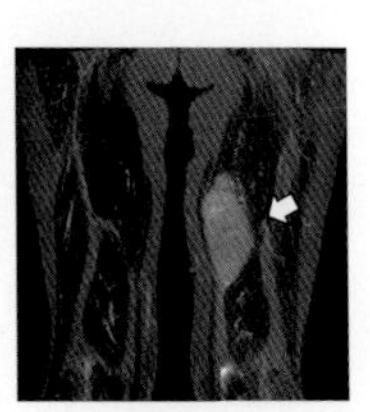

T2 STIR

図C　大腿滑膜肉腫

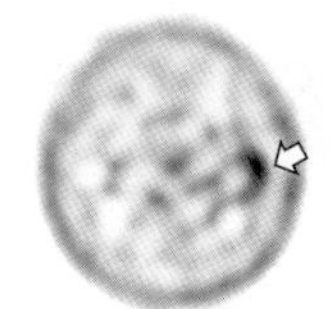

早期像

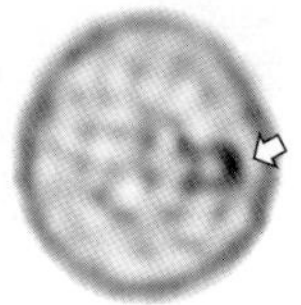

後期像

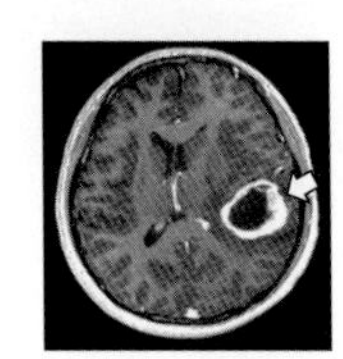

T1 造影

図D　星細胞腫

9）検査の注意点

□ ^{201}TlClは血管壁に付着しやすいため，生理食塩水20 ml以上でフラッシュする．また上肢，肩，頸部に病変がある場合は，反対側の上肢から投与する．

□ 注射漏れによって，投与部位に放射性皮膚炎を起こす場合があるので，血管を確保し，慎重に投与を行う．

メモ

腫瘍シンチグラフィ（ソマトスタチン受容体）

ソマトスタチンは，ペプチドホルモンであり，ソマトスタチン受容体を介して，神経伝達物質として作用するほか，ホルモン分泌抑制などの作用を有している．神経内分泌腫瘍は，ソマトスタチン受容体が多く発現するため，ソマトスタチン受容体と結合するインジウムペンテトレオチドを用いることで局在診断が可能となる．

1）検査目的

- □局在診断
- □病期診断
- □経過観察

2）適応疾患

神経内分泌腫瘍（Neuroendocrine Tumor：NET）（ガストリノーマ，カルチノイド，インスリノーマなど）

3）放射性医薬品

放射性医薬品	一般名	商品名	投与量（MBq）
^{111}In-pentetreotide	インジウムペンテトレオチド（^{111}In）注射液 調整用	オクトレオスキャン® 静注用セット	111

4）集積機序

ソマトスタチン受容体（SSTR）は，5つのサブタイプ（SSTR1～5）が存在し，SSTR2，SSTR3，SSTR5がインジウムペンテトレオチドと結合する．特に，SSTR2に対しては最も高い結合性がみられる．

5）前処置

撮像前の排尿と投与24時間後の撮像前日に下剤投与を行う．

6）検査方法

静脈投与し，4時間後と24時間後に全身撮像と，planer撮像，SPECT（SPECT/CT）撮像を行う（図A）．

7）画像解剖（正常画像）

肝臓，腎臓，脾臓，消化管，膀胱に集積する．投与4時間後では，BGが高く，消化管の描出はほとんどなく，多くは尿中に排泄される．投与24時間後は，BGの集積が低下する．また，便から排泄されるため，消化管の描出がみられる（図B）．

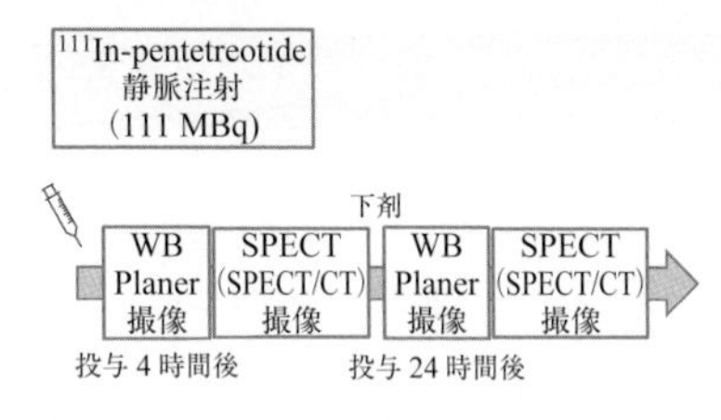

図 A　ソマトスタチン受容体シンチ検査プロトコル

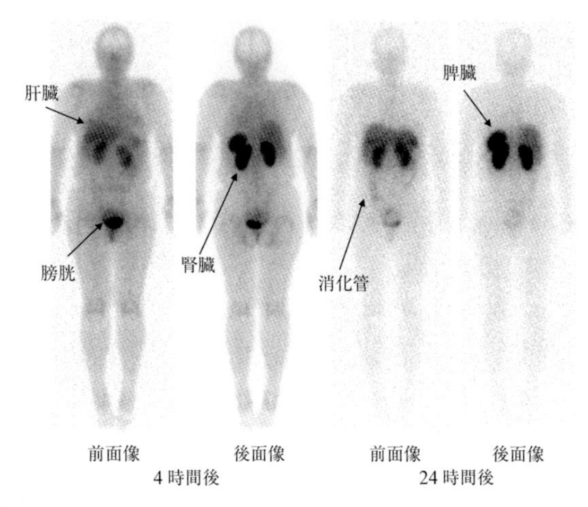

図 B　ソマトスタチン受容体シンチグラム（正常）

8）臨床への適応（疾患画像）

神経内分泌腫瘍（NET）：体のさまざまな場所にある神経内分泌細胞から発生する腫瘍で，ホルモン症状が現れる機能性 NET とホルモン症状を現さない非機能性 NET があり，主に消化器に多く発生する．^{111}In-pentetreotide は，ソマトスタチン受容体が存在する NET に集積するため，局在診断が可能である．投与 4 時間後と 24 時間後で，腹部に異常集積がみられる．また，正確な局在診断のためにも，SPECT（SPECT/CT）撮像は積極的に撮像したほうがよい．SPECT/CT 画像で膵臓に集積がみられる．MR 画像でも同部位に高信号がみられる．また，CT 画像では，腫瘤がみられる（図 C）．

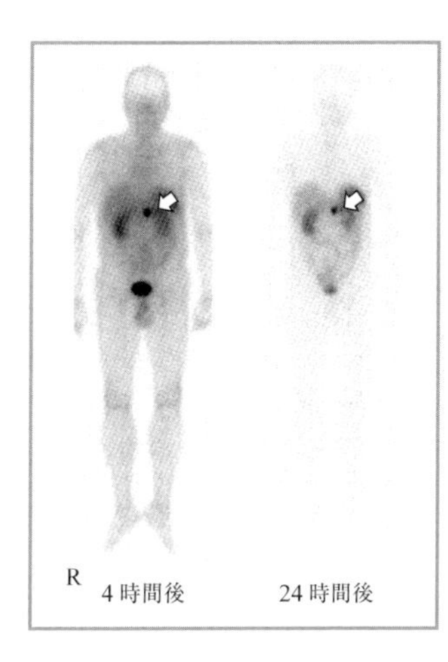

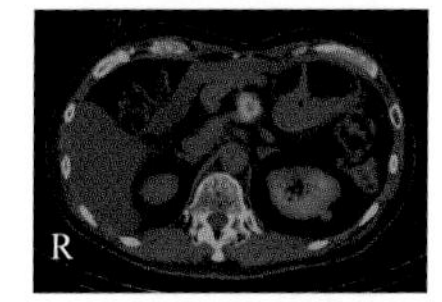

SPECT/CT 画像

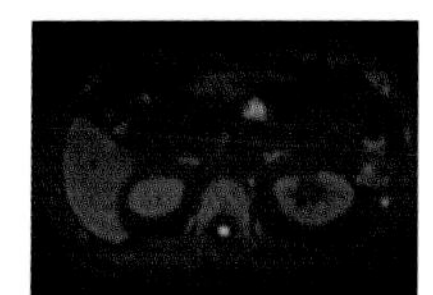
MR 拡散強調画像

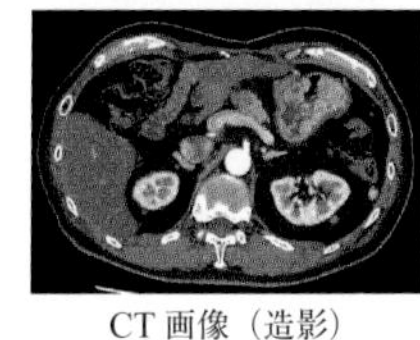
CT 画像（造影）

図C　膵神経内分泌腫瘍

9）検査の注意点

□オクトレオチド酢酸塩等のソマトスタチンアナログによる治療が行われている場合は，腫瘍への集積が抑制されるため，休薬することが望ましい．

□神経内分泌腫瘍であっても，ソマトスタチン受容体が発現していない場合は，検出できない場合がある．

□インスリノーマは，ソマトスタチン受容体の発現が少ないため，検出できない場合がある．

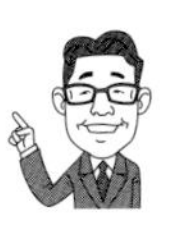

2 炎症シンチグラフィ

炎症は，生体の防御反応であり，発赤，疼痛，発熱，腫脹の徴候症状が特徴である．また，損傷部の機能障害をもたらす．^{67}Ga-クエン酸ガリウムは炎症部位に集積することから，炎症部位の全身検索に使用される．また，炎症性疾患であるサルコイドーシスでは，よく集積するため，よい適応となる．

1）検査目的

□炎症の有無
□炎症部位の検索

2）適応疾患

サルコイドーシス・不明熱・骨髄炎など

3）放射性医薬品

放射性医薬品	一般名	商品名	投与量（MBq）
^{67}Ga-citrate	クエン酸ガリウム（^{67}Ga）注射液	クエン酸ガリウム（^{67}Ga）注NMP	74～111
		クエン酸ガリウム-Ga67注射液	

4）集積機序

白血球の好中球に含まれるラクトフェリンと結合し，炎症部位に集積する．また，細菌が直接取り込むなどいくつかの機序が同時に関与していると考えられているが，正確な集積機序は明らかではない．

5）前処置

排便させるために，検査前日の下剤投与，場合によっては浣腸を行う．

6）検査方法

静脈投与し，48時間後または72時間後に全身撮像と，必要に応じてplaner撮像，SPECT（SPECT/CT）撮像を行う（図A）．投与6時間後に撮像を行う場合がある．

7）画像解剖（正常画像）

鼻咽頭線，唾液腺，涙腺，肝臓，脾臓，大腸，骨髄に集積し，男性では，外陰部，女性では，乳腺に集積する場合がある（図B）．

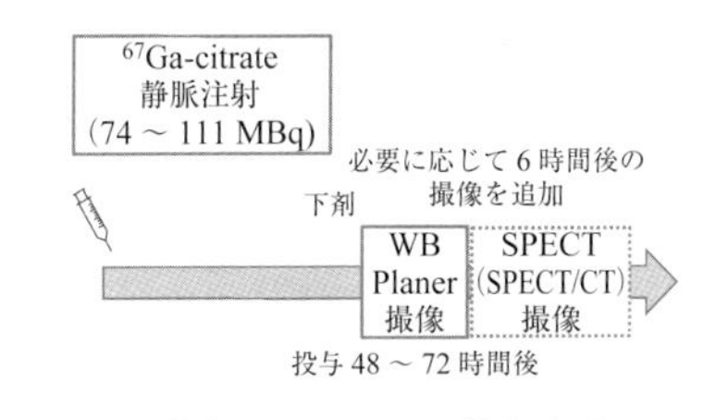

図 A　炎症シンチグラフィの検査プロトコル

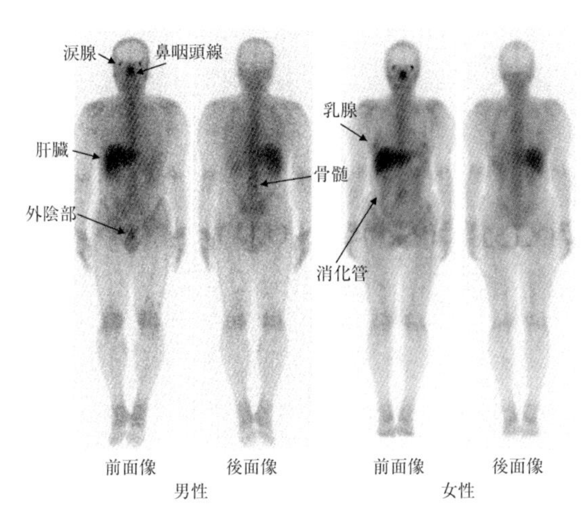

図 B　^{67}Ga-citrate による腫瘍シンチグラム（正常）

8）臨床への適応（疾患画像）

サルコイドーシス：全身の様々な臓器に炎症反応による肉芽腫と呼ばれる結節が出現し，多くは，肺，眼，皮膚に発症する．特に心サルコイドーシスは，予後を大きく左右するため，その診断は重要である．^{67}Ga は心筋への生理的集積がみられないが，心サルコイドーシスでは特異的に集積する．ステロイド療法後では，中隔への集積が消失している（図 C）．ステロイド治療が行われるため，治療効果判定や経過観察に有用である．

9）検査の注意点

□放射性医薬品は胎盤を通過し，また母乳中にも排泄されるため，妊娠中や授乳中の場合は投与を避ける方が望ましい．

□医師の判断で実施する場合は，投与後 3 週間以上の期間を空けて授乳する．

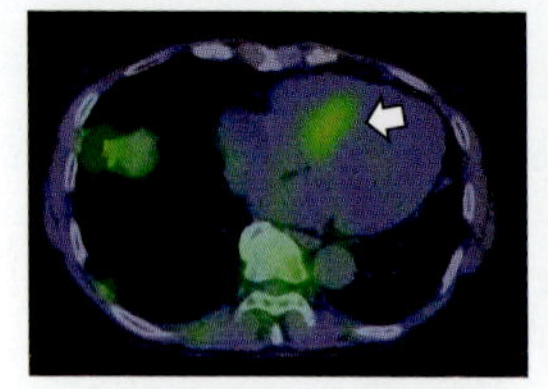

SPECT/CT 画像

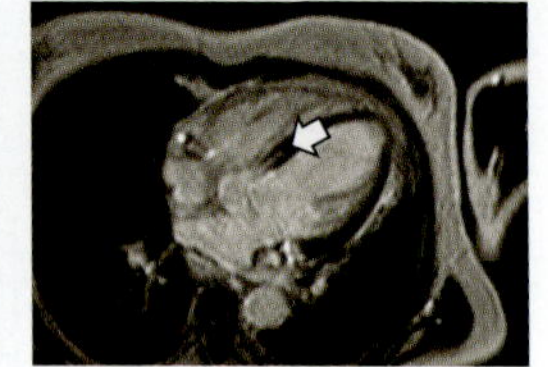

MRI 遅延造影画像

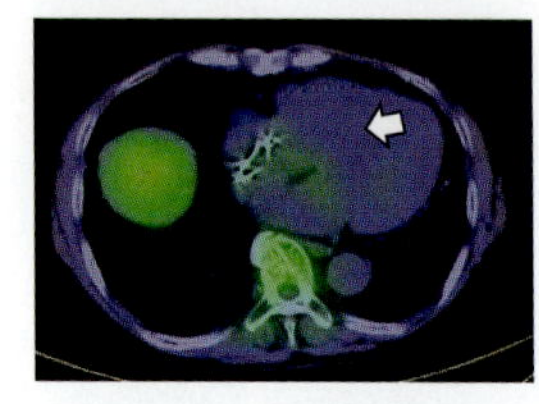

ステロイド治療後

図 C 心サルコイドーシス

□ガドリニウム造影剤，鉄剤，キレート剤と同日に投与することは避ける．

□SPECT（SPECT/CT）撮像は小病変の検出に有効であるため，積極的に実施する．

メモ

OSCEに必要な知識

Q1：^{67}Ga-citrateを用いた腫瘍シンチグラフィの適応疾患を1つ以上書きなさい．

Q2：^{67}Ga-citrateを用いた腫瘍シンチグラフィの正常集積部位を3つ以上書きなさい．

Q3：^{67}Ga-citrateを用いた腫瘍シンチグラフィの全身画像で，腎臓と骨への集積が増加しており，肝臓の集積低下がみられた．考えられる患者背景は何か説明しなさい．

Q4：^{201}TlClを用いた腫瘍シンチグラフィの正常集積部位を3つ以上書きなさい．

Q5：骨腫瘍疑いの患者さんが，骨シンチグラフィと^{201}TlClを用いた腫瘍シンチグラフィを行うことになった．検査の順番を理由も含めて説明しなさい．

Q6：ソマトスタチン受容体シンチグラフィの正常集積部位を3つ以上書きなさい．

Q7：なぜソマトスタチン受容体シンチグラフィは，投与してから4時間後と24時間後の2回撮像するのか答えなさい．

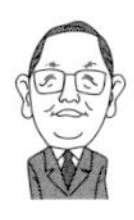

A1：
悪性リンパ腫，悪性黒色腫，未分化がん，頭頸部腫瘍など．

A2：
鼻咽頭線，唾液腺，涙腺，肝臓，脾臓，消化管，骨髄に集積し，男性では，外陰部，女性では，乳腺に集積する場合がある．

A3：
鉄剤の投与後，輸血直後，化学療法後，放射線治療後などが考えられる．

A4：
眼窩周囲の筋肉，鼻腔，唾液腺，甲状腺，心筋，肝臓，脾臓，腎臓，消化管，筋肉．

A5：
データ収集で使用する核種のエネルギーを考慮する．^{201}Tl のエネルギーは，71 kev，骨シンチグラフィで使用する ^{99m}Tc のエネルギーは 140 kev である．この場合，エネルギーが低い順に検査を行えばよいので，^{201}TlCl を用いた腫瘍シンチグラフィを行ってから，骨シンチグラフィを行う．

A6：
肝臓，腎臓，脾臓，消化管，膀胱．

A7：
4 時間後では，消化管の描出があまり見られず，腹部病変は明瞭になるが，その他の部位では，BG とのコントラストが低いため，小病変を見逃す可能性がある．一方，24 時間後では，消化管が描出され，腹部病変の評価が難しくなる可能性があるが，他の部位では，病変部とのコントラストは高く明瞭になる．このように，時間帯によって長所短所があり，相補して病変部を正確に局在診断するため，2 回撮像を行う．

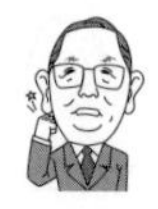

第3章　ポジトロン核医学

1 腫瘍PET検査

^{18}F-FDGはグルコース（ブドウ糖）の類似化合物であり，ブドウ糖と同様にグルコーストランスポーター（glucose transporter：GLUT）を介して細胞内に取り込まれたのちにリン酸化され，細胞内に蓄積される．悪性腫瘍の多くはブドウ糖代謝が正常細胞と比較して亢進しているために，^{18}F-FDGは腫瘍細胞内に多く取り込まれる．^{18}F-FDGを体内に投与し，PET装置で撮像することにより，腫瘍の検索や悪性腫瘍の転移などの診断が可能となる．

1）検査目的

□全身の腫瘍検索
□腫瘍の鑑別診断，悪性度診断
□悪性腫瘍の転移，再発の診断
□治療効果判定

2）適応疾患

すべての悪性腫瘍（早期胃癌を除く）・悪性リンパ腫の治療効果判定

3）放射性医薬品

放射性医薬品	一般名	商品名	投与量（MBq）
^{18}F-FDG	フルデオキシグルコース（^{18}F）注射液	FDGスキャン®注	111，148，185
		フルデオキシグルコース（^{18}F）静注「FRI」	74～370

4）集積機序

グルコーストランスポーターを介した取り込みとヘキソキナーゼによるリン酸化

5）前処置

4～6時間以上の絶食（糖を含む輸液製剤の使用にも注意が必要）．

前日から検査終了まで，激しい運動は避ける．

^{18}F-FDG投与後は安静待機する．待機時間は1時間程度としている施設が多いが，90分後や2時間後の撮像を行っている施設もある．

待機中には歩行や会話，読書などをしない．待機中の飲水と排尿（被ばく低減）を行い，検査直前の排尿（骨盤部の画質改善）を必ず行う．

6）検査方法

4～6時間絶食の後，^{18}F-FDG投与する．^{18}F-FDG投与後60～90分でPETを撮像開始する（図A）．

投与量：2～5 MBq/kg（基本的に，体重に依存するが年齢や検査方法などにより，適宜設定する）．

減弱補正用CT撮影に続いてPET撮像を行う．

腫瘍検査の撮像範囲は，頭頂部から大腿中程（頸部リンパ節と鼠径リンパ節が入るように）の全身撮像が一般的である．足部の悪性黒色腫や下肢の腫瘍などの場合は，必要に応じて撮像範囲を広げる．

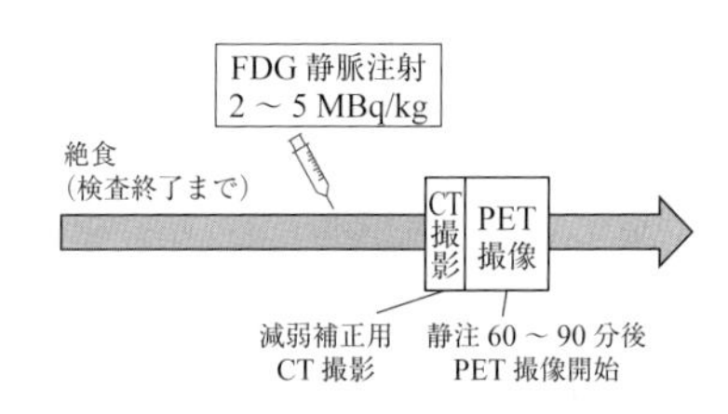

図A　腫瘍 FDG-PET 検査のプロトコル

7）画像解剖（正常画像）

FDGの生理的集積部位は，脳，扁桃組織，声帯，肝臓，脾臓，消化管，精巣，子宮内膜，卵巣などである．FDGは尿中に排泄されるため腎，尿管，膀胱にも集積する（図B）．

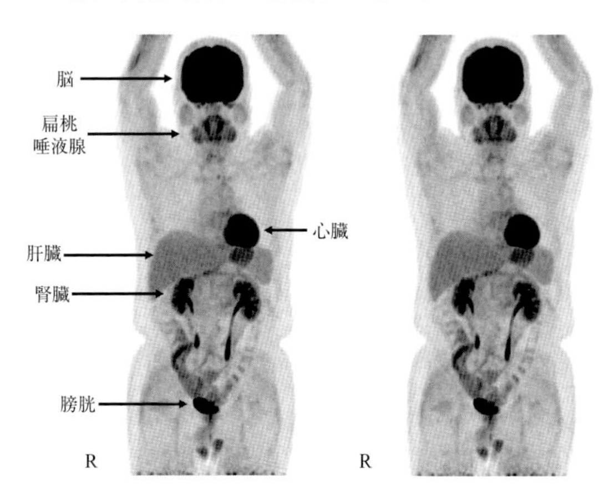

図B　正常画像

8）臨床への適応（疾患画像）

食事の影響により血糖値が高い場合，集積が本来よりも少なくなる可能性がある．また，インスリンの分泌により筋肉への集積が亢進し，正しい診断ができなくなる可能性がある．糖尿病患者の高血糖（316 mg/dL）状態の ^{18}F-FDG PET 画像を図 C に示す．正常例に比べて脳の集積が低く，筋肉への集積が目立つ．

左上葉肺がん：左肺上葉に強い集積を認める（SUV_{max}：18.94）．左縦隔リンパ節の集積亢進（SUV_{max}：8.12）を認め，転移を疑う（図 C）．

悪性リンパ腫：両側頸部，腋窩，左肺門，傍大動脈，両側鼠径リンパ節に集積亢進を認める（図 C）．

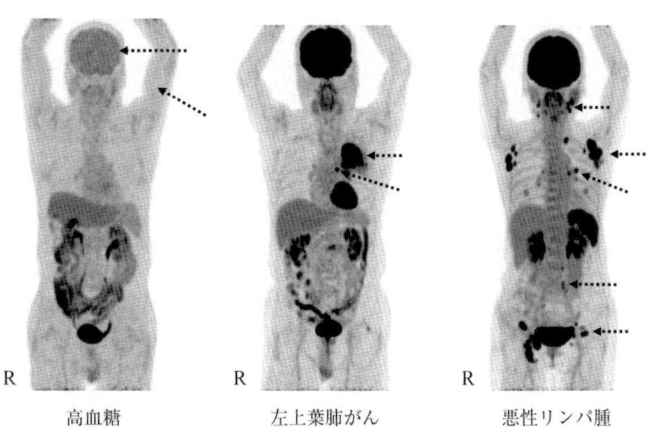

図 C　臨床画像

9）検査の注意点

☐ ^{18}F-FDG 投与前の血糖値が 150 ～ 200 mg/dL を超える場合は，検査を延期する場合がある．

☐ 膀胱内の尿の貯留が少ないうちに骨盤部の撮像するため，撮像は足側から頭側に向けて行うことが多い．頭頸部腫瘍などの場合は頭側から行うこともある．

☐ 全身像を撮像後，必要に応じて遅延像を撮像することがある．腸管に限局性の集積を認めた場合に病変部への集積か生理的集積かの判断根拠に役立つ．

☐ がん化学療法による好中球減少症などに用いられる G-CSF 製剤（顆粒球コロニー形成刺激因子製剤）投与後の ^{18}F-FDG 検査では，赤色骨髄の分布に一致するように ^{18}F-FDG の集積がみられる．

□PET 装置の空間分解能の点から，サイズの小さな病変は ^{18}F-FDG の集積亢進領域として描出されにくい．

□^{18}F-FDG の集積は視覚的評価と SUV（standardized uptake value）を用いた半定量的評価が用いられる．SUV は次式で表される．

$$\mathrm{SUV} = \frac{\text{組織放射能（Bq）/組織重量（g）}}{\text{投与放射能（Bq）/体重（g）}}$$

□授乳婦には投与しないことが望ましいが，授乳婦に投与した場合は 24 時間の授乳中止，投与後 12 時間の乳幼児との密接な接触を避けるように指導する．

メモ

2 脳糖代謝測定

^{18}F-FDGはグルコース（ブドウ糖）の類似化合物であり，ブドウ糖と同様にグルコーストランスポーターを介して細胞内に取り込まれたのちにリン酸化され，細胞内に蓄積される．脳は通常ブドウ糖のみをエネルギー源としているため，^{18}F-FDGの脳への取り込みは高い．てんかんの焦点では発作間歇期に糖代謝が低下するため，この代謝低下をイメージングすることでてんかんの焦点検索が可能となる．特に側頭葉てんかんにおいて外科的治療を考慮する場合，硬膜下電極の設置位置の決定に有用である．また，脳腫瘍やアルツハイマー型認知症などの神経変性疾患の診断にも用いられる．

1）検査目的

□てんかんの焦点検索
□脳腫瘍の診断，治療効果判定
□神経変性疾患の診断

2）適応疾患

外科切除が必要とされる難治性部分てんかん（保険適用），脳腫瘍（保険適用）およびアルツハイマー型認知症などの神経変性疾患（保険適用ではない）

3）放射性医薬品

放射性医薬品	一般名	商品名	投与量（MBq）
^{18}F-FDG	フルデオキシグルコース（^{18}F）注射液	FDGスキャン®注	111，148，185
		フルデオキシグルコース（^{18}F）静注「FRI」	74 ～ 370

4）集積機序

グルコーストランスポーターを介した取り込みとヘキソキナーゼによるリン酸化

5）前処置

4 ～ 6時間以上の絶食（糖を含む輸液製剤の使用にも注意が必要）．前日から検査終了まで，激しい運動は避ける．^{18}F-FDG投与後は1時間程度，安静待機する．待機中には歩行や会話，読書などをしない．待機中の飲水と排尿（被ばく低減）を行い，検査直前の排尿（骨盤部の画質改善）を必ず行う．

6）検査方法（図A）

4～6時間絶食の後，^{18}F-FDG投与する．^{18}F-FDG投与後40～60分でPETを撮像開始する．

投与量：2～5 MBq/kg（基本的に，体重に依存するが年齢や検査方法などにより，適宜設定する．）

減弱補正用CT撮影に続いてPET撮像を行う．

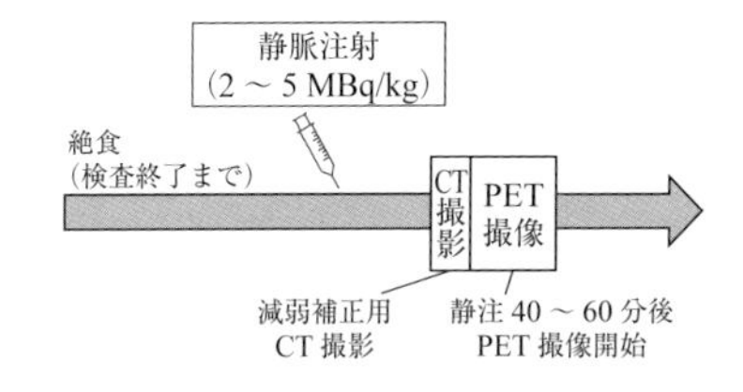

図A　脳代謝測定プロトコル

7）画像解剖（正常画像）

神経細胞はブドウ糖を唯一のエネルギー源としているため，^{18}F-FDGは正常の脳組織に高い取り込みが見られる（図B）．基底核レベルと小脳レベルのスライスを示す（図B）．特に，灰白質に高い取り込みを示し，白質の取り込みは小さい．

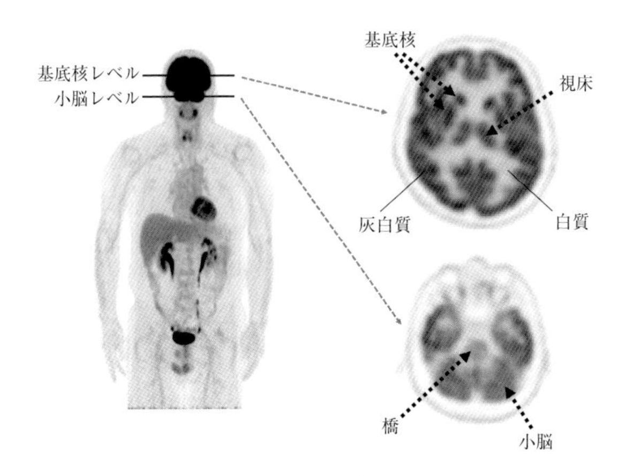

図B　正常画像

8）臨床への適応（症例画像）

てんかん原性焦点は，発作間欠時には代謝や血流低下を示し，発作時には代謝，血流の上昇を示すとされている．右側頭皮質の前方中等度集積低下，統計学的画像（3D-SSP）でも低下していることがわかる（図C）．

悪性度の高い脳腫瘍は^{18}F-FDGの取り込みが高い．転移性脳腫瘍についても^{18}F-FDGが高集積となることや中枢神経原発悪性リンパ腫への^{18}F-FDG集積は非常に高いことが知られている（図C）．

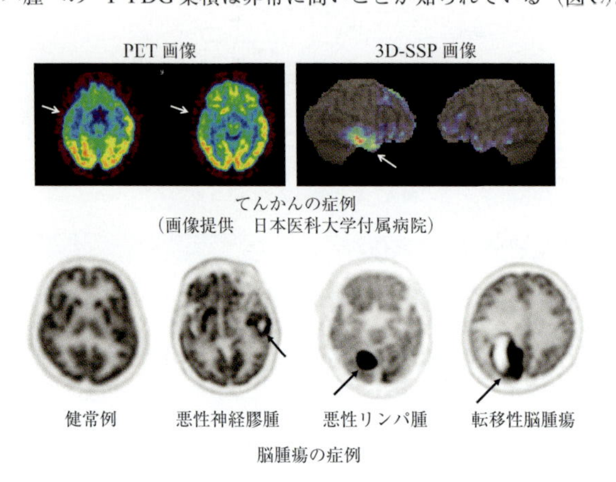

図C　臨床画像

9）検査の注意点

□てんかんや神経変性疾患においては，SPMや3D-SSPなどの統計画像解析が有用である（図C）．

□悪性度の高い脳腫瘍は^{18}F-FDGが高集積となるが，正常脳細胞も糖代謝が活発なため^{18}F-FDGの取り込みが高く，小さな腫瘍の局在診断や腫瘍範囲の同定は難しいことがある．

□神経変性疾患では，脳の糖代謝検査では異常部位に^{18}F-FDGが集積するのではなく，正常組織に集積し，病巣や機能障害がある部位は集積が低下する．

□授乳婦には投与しないことが望ましいが，授乳婦に投与した場合は24時間の授乳中止，投与後12時間の乳幼児との密接な接触を避けるように指導する．

3 心筋糖代謝測定

梗塞部位に残存する生存心筋では，血行再建術によって十分な血流が回復すると，心筋の壁運動障害や予後が改善する．心筋の ^{18}F-FDG 集積は糖代謝の残存する生存心筋を示し，血流と糖代謝のミスマッチは心筋バイアビリティを表す．心筋バイアビリティの診断感度がほかのモダリティに比較して高く，ゴールドスタンダードとされている．

1) 検査目的

□心筋梗塞後の左室機能低下患者のバイアビリティ診断

2) 適応疾患

虚血性心疾患による心不全患者
（※保険適用は心筋血流シンチグラフィなどほかのモダリティで診断がつかない症例のみ）

3) 放射性医薬品

放射性医薬品	一般名	商品名	投与量（MBq）
^{18}F-FDG	フルデオキシグルコース（^{18}F）注射液	FDGスキャン®注	111，148，185
		フルデオキシグルコース（^{18}F）静注「FRI」	74 ～ 370

4) 集積機序

^{18}F-FDG はGLUT4により心筋細胞に取り込まれリン酸化された後，解糖系に進まずに細胞内に留まる（metabolic trapping）．GLUT4はインスリン依存性のため，前処置により血糖値をコントロールして心筋を画像化する．

5) 前処置

耐糖能異常のない場合：絶食下で ^{18}F-FDG 投与 30 ～ 60 分前にブドウ糖 50 ～ 100 g を経口摂取して内因性のインスリン分泌を高める（糖負荷法）．

耐糖能異常のある場合：空腹時血糖値が 130 mg/dL を超える場合に，血糖値に応じて速攻型インスリン投与を増やす方法（インスリン投与法）と，グルコースとインスリンを同時に持続静注する方法（グルコース・インスリンクランプ法）がある．前者の方が簡便で，本邦では一般的である．

6）検査方法

撮像：投与後 45 ～ 60 分に心臓のスポット撮像（2D で 20 ～ 30 分，3D で 10 分）（図 A）.

画像処理：心筋軸に対する短軸像，垂直長軸像，水平長軸像，polar map，視覚的なスコアリング，左心機能解析.

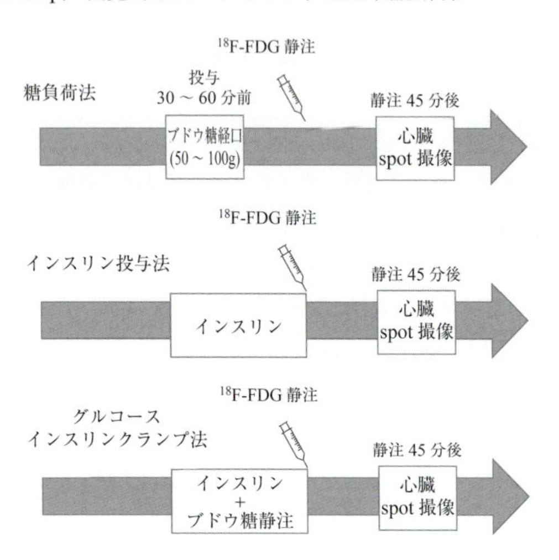

図 A　心筋バイアビリティ PET プロトコル

7）画像解剖（正常画像）

糖負荷された心筋では，エネルギー源であるグルコースがバイアブルな心筋に取り込まれる（図 B）.

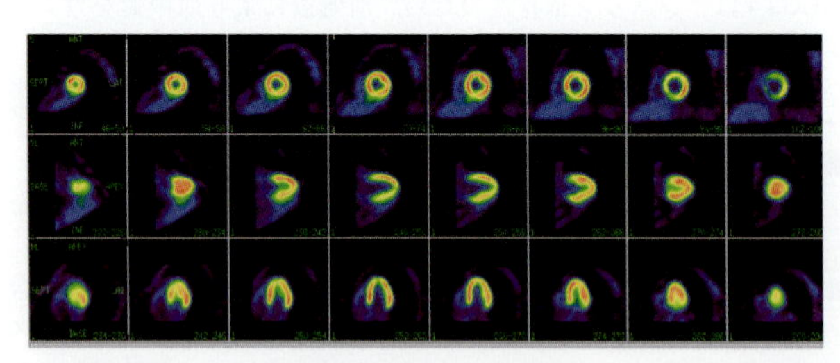

図 B　心筋 PET 正常画像

8）臨床への適応（疾患画像）

^{18}F-FDG単体では対照となる正常心筋と比較して中等度以上の集積が残る，あるいは%uptakeが50%以上の場合，バイアビリティありと判定．血流画像との対比で，梗塞部位の^{18}F-FDG集積が血流より高い場合（血流代謝ミスマッチ），バイアビリティあり，血流画像同様に低い場合にはバイアビリティなしと判定（図C）．

^{201}Tl image

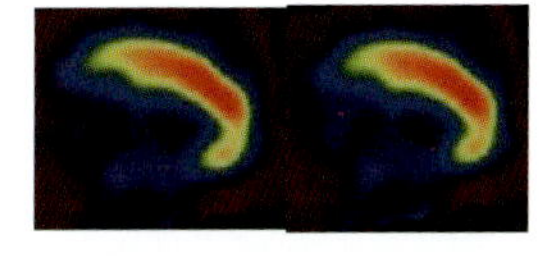

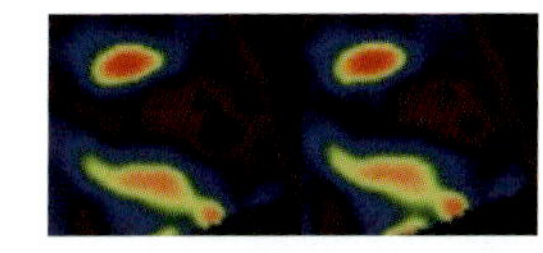

^{18}F-FDG image

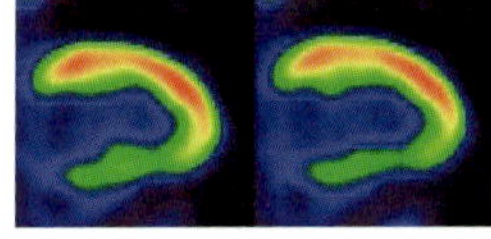

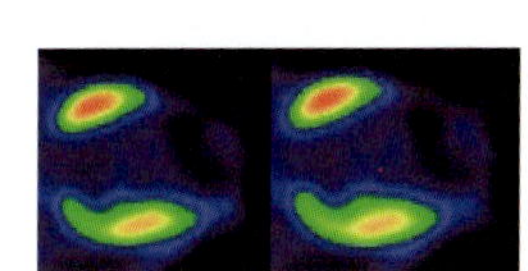

下壁心筋梗塞
viability（+）

前壁心筋梗塞
viability（−）

図C　心筋梗塞の^{201}Tlと^{18}F-FDGとの対比

9）検査の注意点

- □正常心筋に十分^{18}F-FDGを集積するようにする．
- □糖尿病を合併している割合が高く，インスリンを投与した場合の低血糖に注意する（低血糖時のブドウ糖静注のために検査終了後も退出まで血管ルートを確保しておく）．
- □PET/CTで検査を実施した場合でも診療報酬はPET検査として算定．

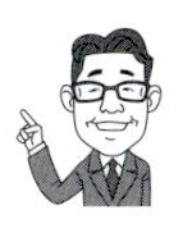

4 心サルコイドーシス

サルコイドーシスは全身性の炎症疾患で，非乾酪性肉腫を生じる原因不明の疾患である．心病変は死亡原因の多くを占め，本邦で多いとされるため，適切な診断が重要である．マクロファージなどの炎症細胞に集積する ^{18}F-FDGは，サルコイドーシスの炎症病変を画像化が可能である．

1）検査目的

□活動性炎症病変の診断
□重症度評価および効果判定

2）適応疾患

サルコイドーシスと診断され，心筋に浸潤が疑われる症例
（※組織診断あるいは臨床診断によってサルコイドーシスが確定された症例のみ保険適応）

3）放射性医薬品

放射性医薬品	一般名	商品名	投与量（MBq）
^{18}F-FDG	フルデオキシグルコース（^{18}F）注射液	FDGスキャン®注	111，148，185
		フルデオキシグルコース（^{18}F）静注「FRI」	74～370

4）集積機序

^{18}F-FDGは癌細胞同様にGLUT1，GLUT3の増加を反映するが，心筋の生理的な糖の取り込みはGLUT4を介するため，前処置により積極的に遊離脂肪酸を上昇させGLUT4を抑制することで，心サルコイドーシス病変のみ分離して画像化する．

5）前処置

12～18時間以上の長時間絶食（より長時間のほうが成功率が高い）．長時間絶食に加え，低炭水化物食（食事内5g以下）の摂取は脂肪酸代謝優位となる．高脂肪食（35g以上）は遊離脂肪酸を増加させる．^{18}F-FDG投与15分前に未分画ヘパリン静注（50単位/kg）は有用とする報告があるが，定まったエビデンスはない．

6）検査方法

撮像は，投与後60分の全身撮像と90分の心臓のスポット撮像（2D収集で20～30分，3D収集で10分）．両手は挙上し，膝を

屈曲させ下腹部を軽く圧迫する．またCTの撮影条件は，複数回の呼吸サイクルが入るように長時間の撮影または呼吸同期撮影を行う（図A）．

画像処理はMIP像，体幹に対する横断像，冠状断像，矢状断像のPET画像，CTとのfusion画像に加え，心筋軸に対する短軸像，垂直長軸像，水平長軸像を作成する．

病変部位のSUV_{max}や血液プール部分とのtarget to background ratio（TBR）などによる定量的評価法も利用されており，経過観察に役立つ．

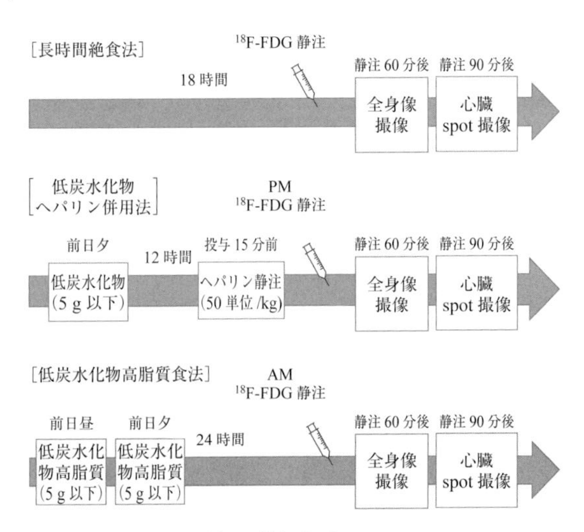

図A 検査プロトコル

7）画像解剖（正常画像）（図B）

心筋に^{18}F-FDGの集積がない陰性所見（none）．心筋全体にびまん性の^{18}F-FDGがあり，局所の高集積がない（diffuse）．（※サルコイドーシスは疑わないが不完全な前処置や重症心不全の場合あり）

8）臨床への適応（疾患画像）（図B）

心サルコイドーシス病変は肉芽種病変のため，局在性な異常集積は炎症巣への特徴的な所見となる．

局在性な集積（focal）

びまん性に重ねて局在的な高い集積（focal on diffuse）

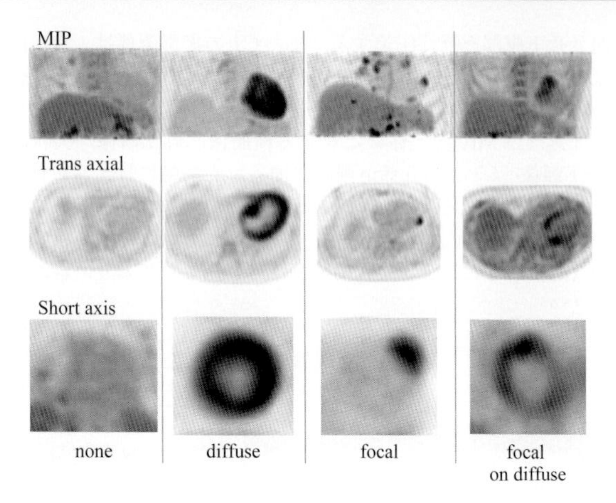

図 B　心サルコイドーシスの集積パターン

（※ 心室中隔基部や乳頭筋は心サルコイドーシスの好発部位で，心内膜下より外膜側に分布する．右室自由壁に集積がみられる場合もある（図 C））．

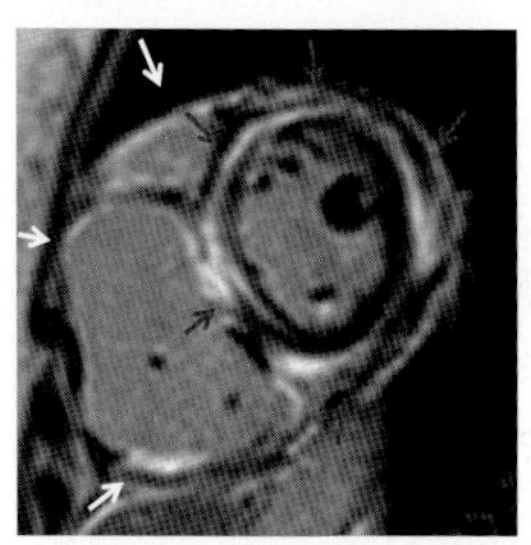

MRI 遅延造影像

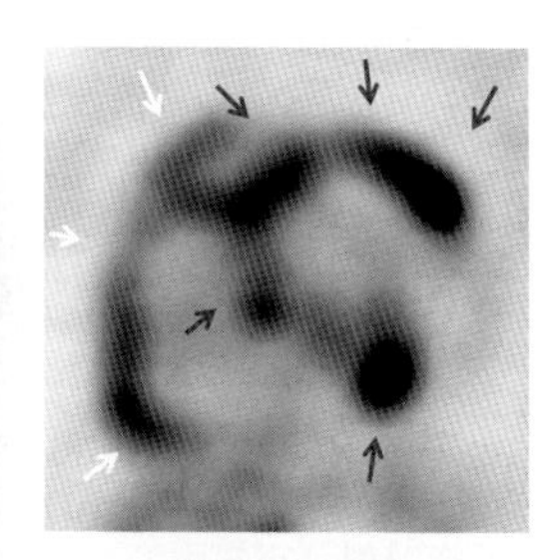

^{18}F-FDG PET

図 C　心サルコイドーシス

9）検査の注意点

□ 前処置不良はそのまま検査不良になるため，事前の十分な説明と前処置内容のヒアリングが重要.

□ 心臓病変以外のサルコイドーシス診断のために全身の観察が必要.

□ その他の局在性集積を示す虚血性心疾患や肥大型心筋症の除外が必要.

□ SUV_{max} は ^{18}F-FDG の集積範囲の広がりを評価出来ない.

□ステロイド治療前後で^{18}F-FDG 集積の比較は，薬剤減量などの判断基準になる．

□治療の段階で多くの患者が予防的に埋め込み型除細動器（ICD）が装入され，MRI 検査が施行不可となるため，^{18}F-FDG PET の役割は高い．

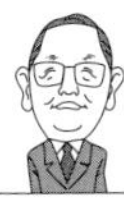

メモ

5 大型血管炎PET検査

血管炎は，血管炎症候群，全身性血管炎とも呼称され，血管そのものに炎症を認める疾患である．原発性血管炎は，罹患血管サイズに基づいて大型血管炎，中型血管炎，小型血管炎に分類される．2018年の診療報酬改定で大型血管炎（高安動脈炎と巨細胞性動脈炎）が保険適用となった．^{18}F-FDGは活動性炎症が存在する部位に集積するため，^{18}F-FDG PET検査が血管炎の活動性判定において有用である．

1）検査目的

☐ 血管炎の活動性の診断
☐ 炎症の局在診断
☐ 判定治療効果

2）適応疾患

高安動脈炎・巨細胞性動脈炎

3）放射性医薬品

放射性医薬品	一般名	商品名	投与量（MBq）
^{18}F-FDG	フルデオキシグルコース（^{18}F）注射液	FDGスキャン®注	111，148，185
		フルデオキシグルコース（^{18}F）静注「FRI」	74～370

4）集積機序

グルコーストランスポーターを介した取り込みとヘキソキナーゼによるリン酸化

5）前処置

4～6時間以上の絶食（糖を含む輸液製剤の使用にも注意が必要）前日から検査終了まで，激しい運動は避ける．^{18}F-FDG投与後は安静待機する．

待機中には歩行や会話，読書などをしない．待機中の飲水と排尿（被ばく低減）を行い，検査直前の排尿（骨盤部の画質改善）を必ず行う．

6）検査方法

腫瘍FDG-PET検査と同様の前処置および検査方法である．

7）画像解剖（正常画像）

FDGの生理的集積部位は，脳，扁桃組織，声帯，肝臓，脾臓，消化管，精巣，子宮内膜，卵巣などである．またFDGは尿中に排泄されるため腎，尿管，膀胱にも集積する（図A）．血管には通常集積しない．

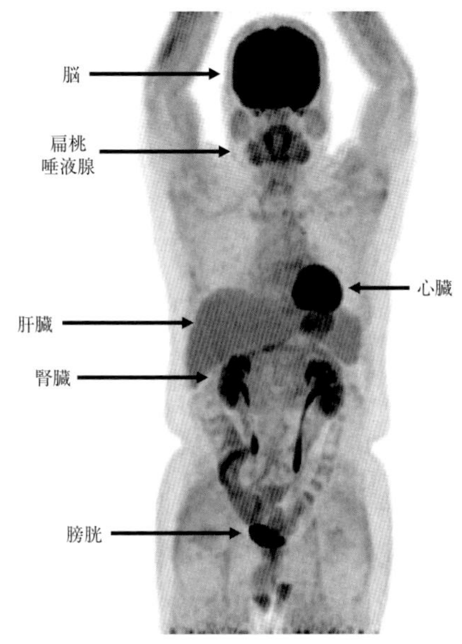

図A　正常画像

8）臨床への適応（疾患画像）

高安動脈炎：上行大動脈から大動脈弓部の壁に集積が見られる．活動性の炎症が疑われる（図B）．

巨細胞性動脈炎：発熱があり，左後頭部痛，徐々に左側頭部に移行する．側頭動脈エコーにより，両側頭動脈の壁肥厚が見られた症例．上行大動脈から下行大動脈の血管壁および鎖骨下動脈に集積が見られる（図B）．

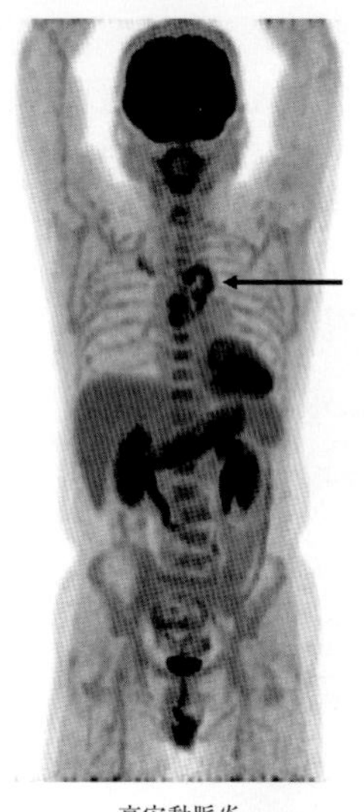

高安動脈炎

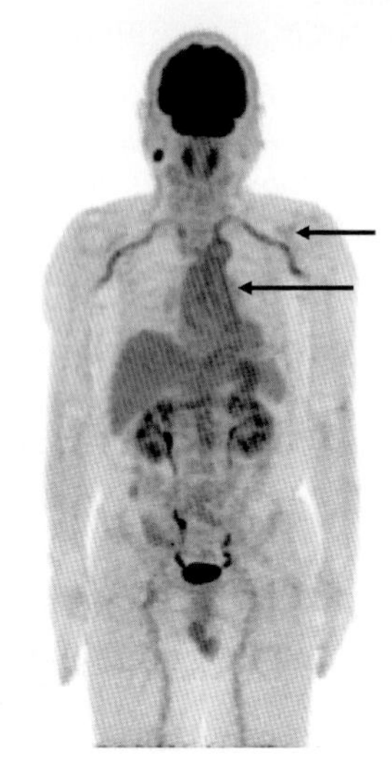

巨細胞性動脈炎

図B 臨床画像

9）検査の注意点

- □基本的に前処置および検査方法は腫瘍FDG-PET検査と同様でよい.
- □血管炎の診断では血液プールよりも高い集積の場合を陽性とする.
- □高安動脈炎では大動脈およびその分岐への集積増加がみられることが多い.
- □巨細胞性動脈炎では鎖骨下動脈，大動脈，大腿動脈に集積増加がみられることが多い.
- □授乳婦には投与しないことが望ましいが，授乳婦に投与した場合は24時間の授乳中止，投与後12時間の乳幼児との密接な接触を避けるように指導する.

OSCEに必要な知識

Q1：^{18}F-FDG PET検査の前処置について述べよ．

Q2：SUVにはSUVmax，SUVmean，SUVpeakなどの種類がある.それぞれのSUVの解説と特徴を示せ．

Q3：^{18}F-FDG PET検査において，腫瘍を対象とした場合，投与後1時間30分ないし2時間で撮像する場合がある．その理由を述べよ．

Q4：心サルコイドーシスPET検査当日の問診にて，絶食時間や炭水化物の上限以上の摂取など前処置に不備があったが，投与前の空腹時血糖値が低かった．検査を施行するかどうか？

Q5：心サルコイドーシスPETの低炭水化物食事に関して，前処置を安定させるための工夫は？

Q6：心サルコイドーシスPETで心筋の集積がない（noneパターン）もしくは限局性の集積（focalパターン）の症例で画像処理の際に心筋軸に対する断層像の設定が困難であった．その対処法としては？

Q7：心サルコイドーシスPETでFDGの集積があった場合に鑑別すべきその他疾患は？

Q8：^{18}F-FDGによる心筋糖代謝PETでインスリンを使用して低血糖を生じた際の対応は？

A1：
ブドウ糖と^{18}F-FDGは競合するため，4～6時間以上の絶食とする．^{18}F-FDG投与後は安静待機とする．また検査前日からの激しい運動は避ける．前日の運動や待機中の歩行や会話などにより，^{18}F-FDGの筋肉への集積が亢進すると診断の妨げとなる場合がある．

A2：
SUVmax は関心領域（region of interest：ROI）内の最大値，SUVmean は ROI の平均値，SUVpeak は一定の大きさの関心領域（volume of interest：VOI）の平均の最大値，かつ最大値を含むと定義されている．SUVmax は，個人による関心領域の設定の差が小さいが，1 ボクセルの評価であるため，画像ノイズの影響を受ける可能性がある．SUVpeak は，集積部の最大値を中心に 1 cm^3 の VOI の平均値であるため画像ノイズの影響を受けにくいが，小さな病変は過小評価となる．

A3：
腫瘍の集積のピークは少なくとも 1 時間以降であり，大半の正常組織のバックグラウンドは低下しているため，腫瘍を対象とした検査において有用である．

A4：
心サルコイドーシスの診断には，正常心筋の集積がない状態で病変部に FDG を集積することが不可欠である．血糖値がコントロールされていても生理的な心筋集積には個人差があり，前処置が担保されるよう日程を再調整する必要がある．

A5：
一般患者において，どのような食材が炭水化物量の少ないかどうか判断が難しいため，具体的に食べてよい食材，食べてはいけない食材を示して挙げるとよい．また具体的な献立メニューを何通りか決めておくと良い．

A6：
減弱補正用の CT 画像がある場合には，CT 像を利用した心筋軸設定や fusion 画像を処理する．

A7：
虚血心筋や重症の心不全，心筋症．これらの疾患では，長時間絶食の場合でも FDG 集積があるため鑑別が必要である．

A8：
飴や角砂糖などの経口摂取，およびブドウ糖液を静注する．

1 脳循環代謝測定

脳の機能は個々の神経細胞の電気的興奮が源になっており，神経細胞の興奮や抑制には膨大なエネルギーが必要でグルコースの酸化的代謝で賄っている．局所の酸素供給と需要を評価することは脳の病態を知るうえで重要である．$^{15}O-CO_2$（$^{15}O-H_2O$），$^{15}O-O_2$，$^{15}O-CO$ の ^{15}O ガス製剤は吸入した放射性医薬品の体内動態が極めて生理的である．吸入時のPET画像とともに収集中の動脈血中放射能濃度，動脈中のヘモグロビン濃度，血中酸素分圧などの血液ガス分析値の情報を定量化処理することで脳血流量（cerebral blood flow：CBF），脳血液量（cerebral blood volume：CBV），脳酸素摂取率（oxygen extraction fraction：OEF），脳酸素消費量（cerebral metabolic rate for oxygen：$CMRO_2$）を知ることができる．

1）検査目的

☐ 局所脳血流量（regional cerebral blood flow：rCBF）
☐ 局所脳血液量（regional cerebral blood volume：rCBV）
☐ 局所脳酸素摂取率（regional oxygen extraction fraction：rOEF）
☐ 局所脳酸素消費量（regional cerebral metabolic rate for oxygen：$rCMRO_2$）

2）適応疾患

頸動脈狭窄・閉塞症，頭蓋内動脈狭窄・閉塞症，もやもや病などの虚血性脳血管障害

3）放射性医薬品

^{15}O 標識製剤は物理学的半減期が2分と極端に短いため，サイクロトロン併設の施設でのみ製造することができる．また，同様の理由で商品として流通させることは不可能である．

放射性医薬品	一般名	商品名	投与量（MBq）
$^{15}O-CO$	酸素-15標識一酸化炭素ガス	–	1,000 MBq/min
$^{115}O-O_2$	酸素-15標識酸素ガス	–	3,000 MBq/min
$^{15}O-CO_2$	酸素-15標識二酸化炭素ガス	–	1,000 MBq/min
$^{15}O-H_2{}^{15}O$	酸素-15標識水	–	370 MBq

4）集積機序

$^{15}O-CO_2$：吸入された $^{15}O-CO_2$ は肺胞毛細血管内で炭酸脱水素酵素により $^{15}O-H_2O$ に置換される．動脈系より脳組織へ運搬された

^{15}O-$H_2{}^{15}O$ は毛細血管より拡散性トレーサーとして局所脳血流量に比例した脳内分布を示す.

^{15}O-O_2：吸入された ^{15}O-O_2 は赤血球内のヘモグロビンと結合し脳組織へ運搬され，脳血管床ではヘモグロビンから解離した ^{15}O-O_2 が脳組織内へ拡散する．細胞内で代謝された ^{15}O-O_2 は ^{15}O-$H_2{}^{15}O$ となり細静脈より洗い出される.

^{15}O-CO：吸入された ^{15}O-CO は赤血球内のヘモグロビンと極めて強く結合する．結合力が強く各臓器で血管外への移動がないため，血管内を循環する.

^{15}O-$H_2{}^{15}O$：局所脳血流量に比例し，脳血管床で拡散性に脳内に分布する.

5）検査方法

ここでは種々の定量値を算出するために steady state 法と auto radiography（ARG）法に関して示す．^{15}O の半減期は約2分と短く放射能の減衰は早い．残留放射能が減衰したことを確認し，次のトレーサーの収集を行う（図A）．血管反応性の評価にはアセタゾラミドの投与後にCBF測定を行い，安静時CBFとの比較を行う.

Steady state 法：Steady state 法は，脳組織でのトレーサーの流入量と流出量の差（残存量）と ^{15}O の物理学的減衰が平衡に達した状態で収集を行い，収集中での動脈採血から血中放射能濃度を算出する．$C^{15}O_2$，$^{15}O_2$，収集では全血と血漿の放射能濃度をウェルカウンタにて測定を行い，$C^{15}O$ 収集では全血のみの放射能濃度の測定を行う．収集前にウェルカウンタとPET装置の相互校正（CCF：cross calibration factor）が必要である.

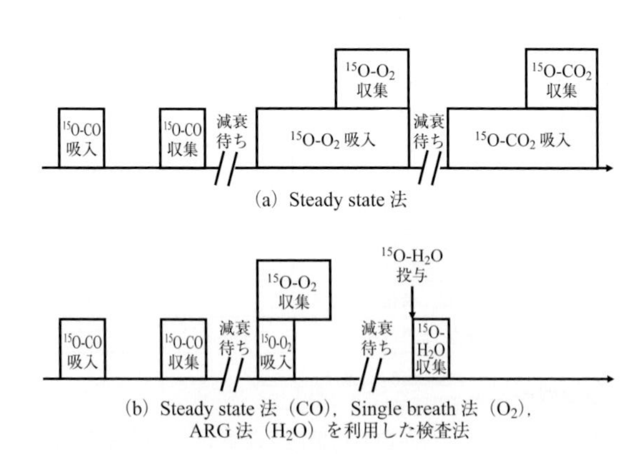

図A　検査プロトコル

ARG法：コンパートメントモデルでの算出方法で，$H_2{}^{15}O$のボーラス静注直後から数分間のPETスキャンを行うことにより脳血流量を算出する．脳組織内へ流入する動脈血液中の放射能濃度は橈骨動脈に留置したカテーテルからプラスチックシンチレータへ持続吸引された動脈血のPET装置とウェルカウンタ，プラスチックシンチレータとPET装置のCCFが必要である．

6）前処置

特になし．動脈ルートの確保を行うため同意書を取得することが望ましい

7）画像解剖（正常画像）

^{15}Oガス製剤を用いた脳循環代謝測定における基底核レベルのそれぞれの定量画像を図Bに示す．

CBF：組織100gに対して1分間に流れる血流量．脳細胞のエネルギー消費に脳血流量は比例する．

CBV：組織100g中に存在する血液量．画像上，静脈洞の血液プールによる集積が最も高い．

OEF：動脈血中から組織へ摂取された酸素の割合．

$CMRO_2$：組織100gに対して1分間に消費される酸素量．正常であればCBFと同様の分布を示す．

8）臨床への適応（疾患画像）

左内頸動脈の完全閉塞：血管造影画像ではウィルス動脈輪を介して対側から供給されている．ガスPETでは左内頸動脈領域のCBFの低下，CBVの上昇に加え，$CMRO_2$の経度の左右差を認め（右>左），またOEFの上昇も伴っていることからPOWERS分類のStageⅡに相当し血行力学的虚血のリスクが高い（図C）．

9）検査の注意点

- □吸入による放射性医薬品の投与となるため安静呼吸の継続が必須である．
- □吸入に際し放射性ガスが漏れないようマスクと皮膚の密着が重要である．
- □検査時間が長いため体動がないよう頭部の固定を行う．
- □定量化処理を行うためには収集中における動脈血中放射能濃度が必要となる．
- □検査中の血圧や$PaCO_2$の変化がCBFに及ぼす影響が大きいので，患者のモニタリングが必要である．
- □アセタゾラミドの作用による尿意が血液ガス分析値の変動につながると定量値が変動する．

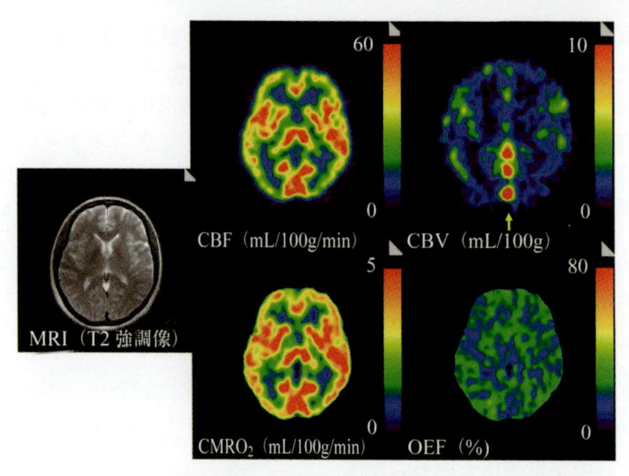

図B　正常画像（CBF，CBV，$CMRO_2$ および OEF 画像）

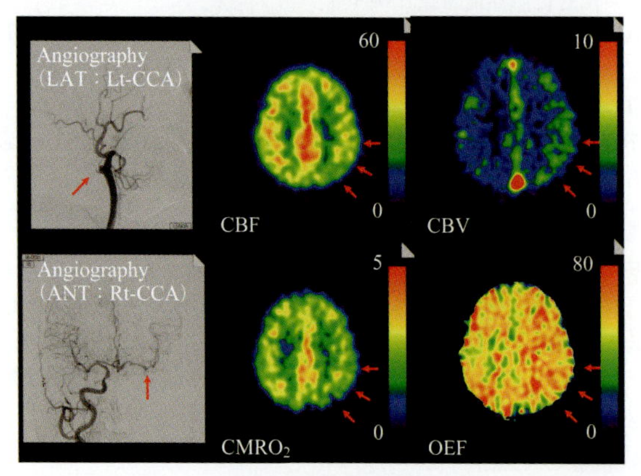

図C　左内頸動脈閉塞

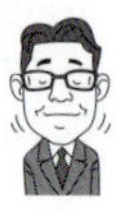

2 アミノ酸代謝測定

脳の神経細胞は大量のブドウ糖を消費するため，FDGは高い集積を示す．このために病変の指摘が難しいことがある．メチオニンは蛋白質を構成する必須アミノ酸の1つであるため，^{11}C-Methionineは蛋白合成が亢進している脳腫瘍において高い集積を示す．また，正常脳細胞への取り込みが少なく脳腫瘍の広がりが明瞭に描出され，放射性壊死と脳腫瘍との鑑別目的にも用いられている．

1）検査目的

□脳腫瘍のアミノ酸代謝評価

2）適応疾患

脳腫瘍，再発脳腫瘍と放射線壊死の鑑別

MRIでは腫瘍の再発，増悪と放射線治療による変化との鑑別は容易ではない．^{11}C-Methionineは細胞の蛋白合成により集積が増減するため，腫瘍の再発，増悪の症例において集積が認められる．

3）放射性医薬品

^{11}Cの物理学的半減期は20分で短いため，製薬企業からの供給はなくサイクロトロン併設の施設で主に検査されている．

放射性医薬品	一般名	商品名	投与量（MBq）
^{11}C-Methionine	炭素-11標識メチオニン	–	185 ～ 370

4）集積機序

メチオニンはアミノ酸輸送，メチル基転移反応，蛋白合成の増加を反映し集積する．また，炎症への集積は低いため，放射線照射後の壊死と再発脳腫瘍との鑑別が可能である．

5）前処置

絶食が望ましい．

6）検査方法

静注20分後に収集を行う（図A）．

7）画像解剖（正常画像）

正常脳細胞への^{11}C-Methionine集積は少ない（図B）．

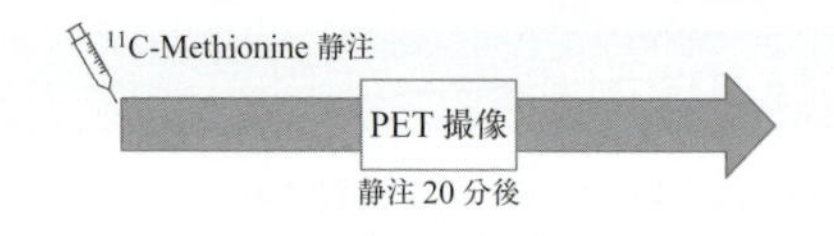

図 A　検査プロトコル

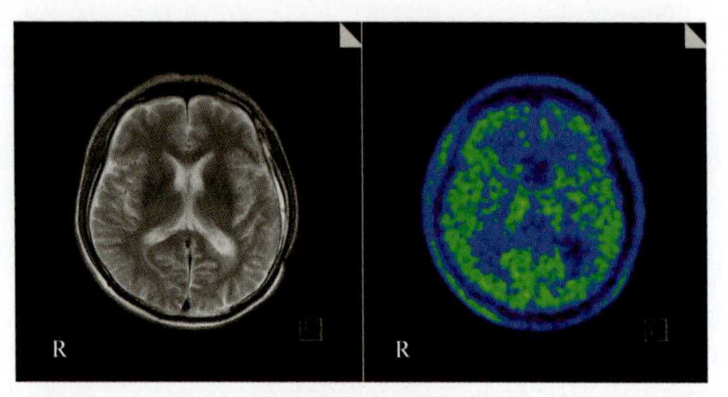

図 B　正常画像

8）臨床への適応（疾患画像）

放射線壊死：造影 MRI 画像における ring enhance region の ^{11}C-Methionine 集積は淡く放射線壊死と考えられる（図 C）

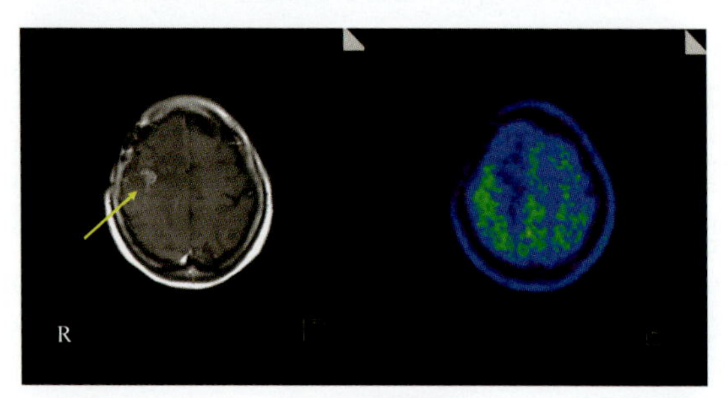

図 C　放射線壊死

神経膠腫：造影 MRI において辺縁が造影される腫瘤が認められる．^{11}C-Methionine PET 画像では腫瘤に一致した強い集積を認めるだけでなく，右視床にも強い異常集積を認め，腫瘍の進展が示唆される．^{18}F-FDG PET 画像では右前頭葉を中心に集積低下を認めるが前頭葉膝部に灰白質と同様の異常集積を認め，浸潤して広がった腫瘍の中でも代謝活性の高い成分が示唆される．^{201}TlCl SPECT 画像においても右前頭葉を中心に著明な異常集積を認める（図 D）．

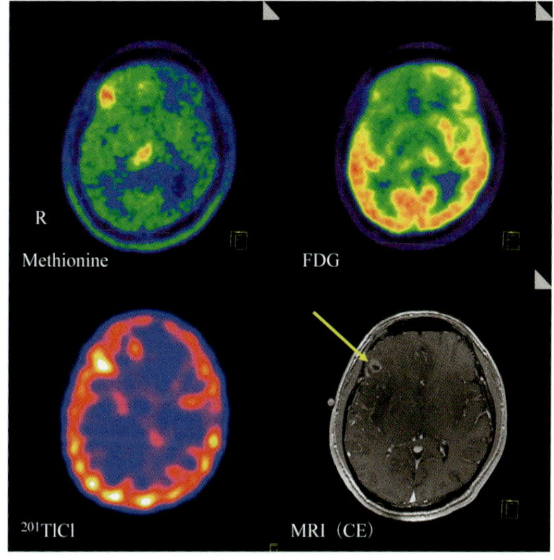

図D　神経膠腫

9）検査の注意点

□^{11}C-Methionineの正常脳細胞への集積はFDGと比較し少なく，^{11}Cの物理的半減期が20分と短いため，収集カウントが少なくなる．また，半減期が短いことにより，特に投与時においては放射能量が大きいため周囲への被ばく線量も大きくなる．

□脳腫瘍再発症例ではQOLの悪い患者も多いため，寝台への乗降などに注意を要する．

メモ

3 アミロイドPET

アルツハイマー病の最も早期に生じる脳内病理学的変化として，アミロイドβの沈着からなる老人斑の形成が挙げられる．アミロイドPETは生体の脳内における老人斑の密度を画像化や定量化できるため，アルツハイマー病をはじめとする認知症の鑑別診断に有用である．診療以外では，アルツハイマー病の早期病態の研究や治療薬治験における被験者選択に利用されている．

1) 検査目的

□脳内の老人斑密度の推定
□認知症の鑑別診断

2) 適応疾患

アルツハイマー病や前頭側頭葉変性症などの認知症関連疾患

3) 放射性医薬品

放射性医薬品	一般名	商品名	投与量（MBq）
^{18}F-florbetapir	フロルベタピル（^{18}F）	アミヴィッド®静注	370
^{18}F-flutemetamol	フルテメタモル（^{18}F）	ビザミル®静注	185
^{18}F-florbetaben*	フロルベタベン（^{18}F）	-	300
^{11}C-PiB*	-	-	370～555

※放射性医薬品としては未承認（2019年2月時点）

4) 集積機序

血液脳関門を透過して脳内移行後，アミロイドβの沈着を有する大脳皮質領域へ選択的に結合

5) 前処置

特になし

6) 検査方法

薬剤静注後，定められた時間が経過したのちに10～30分間のPET撮像を行う．薬剤投与から撮像までの時間は薬剤によって異なる（図A）．

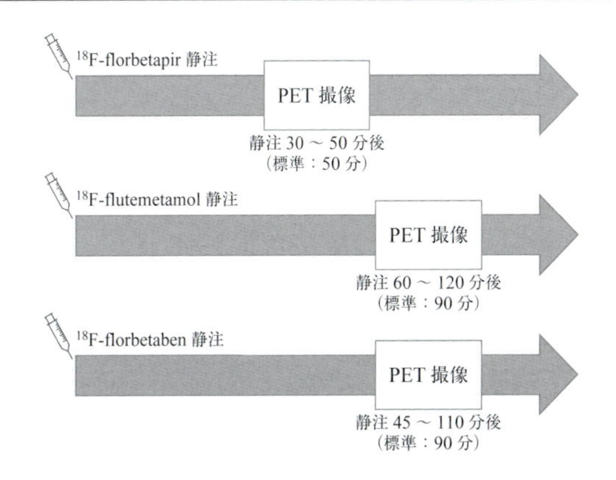

図A 主なアミロイドPETの撮像プロトコル

7）画像解剖（正常画像）

アミロイド陰性画像を示す．大脳白質と比較して灰白質（大脳皮質）の集積が低い（図B）．

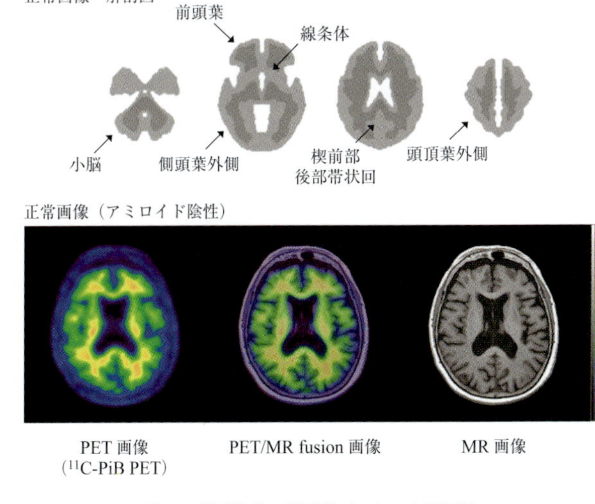

図B 画像解剖と正常画像（アミロイド陰性）

8）臨床への適応（疾患画像）

アミロイド陽性画像を示す．大脳白質と比較して大脳皮質への集積が高い．特異的な集積が認められる領域として，楔前部・後部帯状回，前頭葉，側頭葉外側，頭頂葉外側などが挙げられる．線条体に高い集積が認められることもあるが，臨床的意義ははっきりしていない（図C）．

臨床画像（アミロイド陽性）

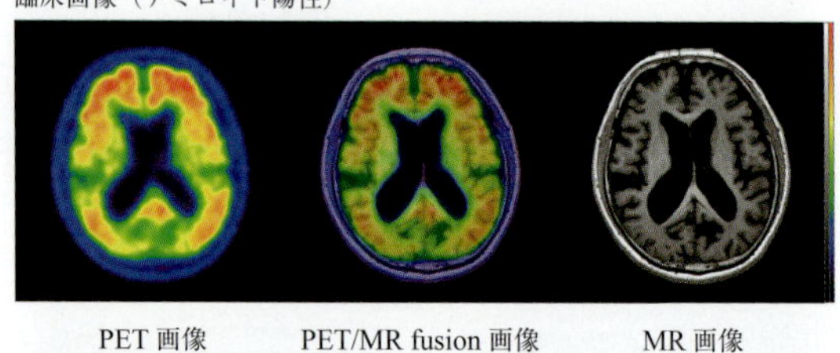

PET 画像
（^{11}C-PiB PET）
PET/MR fusion 画像
MR 画像

臨床画像（線条体に強い集積を認める陽性）

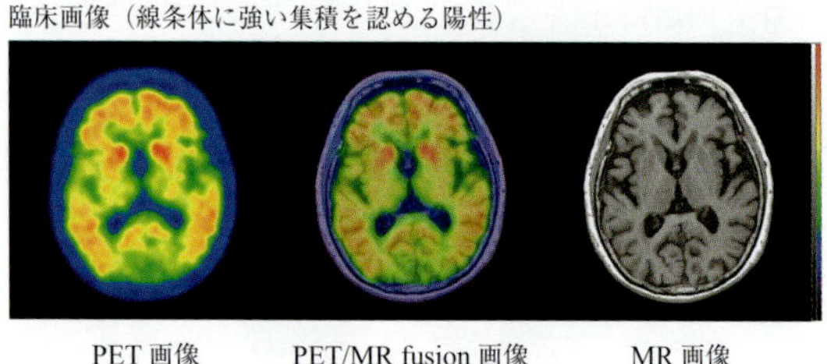

PET 画像
（^{11}C-PiB PET）
PET/MR fusion 画像
MR 画像

図C　臨床画像（アミロイド陽性）

9）検査の注意点

- □薬剤によっては放射能が投与ルートやシリンジに残りやすい．
- □あごを引いてもらいOMラインに合わせてポジショニングする．
- □必ず小脳下端まで撮像範囲に含める．
- □放射性医薬品ごとに，薬剤投与から撮像までの時間や読影方法が異なる．
- □読影は陽性・陰性を視覚的に判定する．
- □定量的指標としてstandardized uptake value ratio（SUVR）などが用いられる．
- □SUVRは薬剤が特異的に集積する領域（大脳皮質など）と非特異的に集積する領域（小脳など）との集積比を用いて算出する．

OSCEに必要な知識

Q1：アセタゾラミドによる脳血管拡張作用はどのような機序か？

Q2：ドーズキャリブレータとPET装置の時刻のずれが1分あった場合，誤差は？

Q3：認知機能の低下がみられる80代の女性Aと認知機能が正常である70代の男性Bにそれぞれアミロイド PET検査を実施したところ，Aはアミロイド陰性，Bはアミロイド陽性であった．アルツハイマー病をほぼ否定できるのはAとBのどちらか？

A1：
アセタゾラミドは炭酸脱水素酵素を特異的に抑制することにより血管が拡張する．承認されている用法は緑内障，てんかん，肺気腫における呼吸性アシドーシスの改善，メニエル病及びメニエル症候群で，脳循環予備能の検査目的の使用に関しては2016年に認められた．使用に関しては「アセタゾラミド（ダイアモックス注射用）適正使用指針」を理解し，適切な対応が必要である．

A2：
半減期20分の^{11}C-Methionineの場合1分のずれが約3.5%の誤差につながる．よって^{18}Fよりもさらに詳細な時刻合わせが必要で^{11}C-メチオニンを用いた脳腫瘍PET撮像のためのファントム試験手順書（日本核医学会）では15秒以内の精度で行うことが記載されている．

A3：
アミロイド陰性であれば，アルツハイマー病に特徴的なアミロイドβの沈着がわずかであるか全くないと考えられるため，アルツハイマー病をほぼ否定できる．アミロイド陰性であるにもかかわらず認知機能の低下が認められる場合には，アルツハイマー病とは異なる認知症である可能性が高い．

1 ^{13}N-アンモニアによる心筋血流測定

心筋血流測定は，虚血性心疾患において定性評価に加えて，ダイナミック撮像によるコンパートメント解析を行うことで，局所心筋血流量（MBF）の測定および負荷と安静の血流比である心筋血流予備能（MFR）を算出する．心筋血流測定に用いる核種の中で，^{13}N-アンモニアは比較的高血流での血流依存性が高く，心筋内に停滞するため定性評価の画質も良い．

1）検査目的

□心筋血流状態の評価
□心筋血流予備能評価
□心筋虚血重症度評価
□心筋バイアビリティ評価

2）適応疾患

虚血性心疾患による心不全患者

3）放射性医薬品

放射性医薬品	一般名	商品名	投与量（MBq）
$^{13}N\text{-}NH_3$	^{13}N-Ammonia	–	370 ～ 740

※^{13}N-アンモニアは半減期10分のためサイクロトロンにて製造

4）集積機序

^{13}N-アンモニアは静脈内投与後直ちに血流に応じて心筋細胞に移行後，グルタミン合成酵素によりグルタミンに変換し心筋細胞内にとどまる．

5）前処置

検査前6時間の絶食．検査前12 ～ 24時間のカフェインを含む飲食の禁止．

気管支拡張薬（キサンチン系）の24時間前からの内服中止．検査前2時間の喫煙禁止．

6）検査方法

安静－負荷2回の撮像は50分（5半減期）以上空ける．運動負荷も可能だが，血流定量のためアデノシン負荷（SPECTと同様の手順）が標準である．自動投与機を使用して生理食塩水30 mLでフラッシュ（1 mL/sec）し，投与と同時に10分間程度の心臓のダイナミック撮像を行う．ダイナミック撮像時に心電図同期撮像が出来ない装置においては追加で10分程度の心電図同期撮像を行う（図A）．

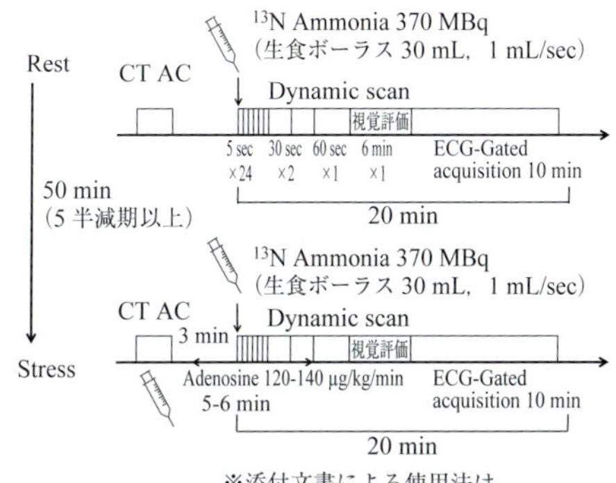

図A　^{13}N アンモニア PET プロトコル

画像処理および解析

心筋軸に対する短軸像，垂直長軸像，水平長軸像，polar map（定性評価）

安静時スコアリング（SRS），負荷時スコアリング（SSS）および差分スコアリング（SDS），左心機能解析

ダイナミックデータから左心内腔および左室心筋にVolume of interest（VOI）を設定し，コンパートメント解析によりMBF，MFRを算出（定量解析）（図B）

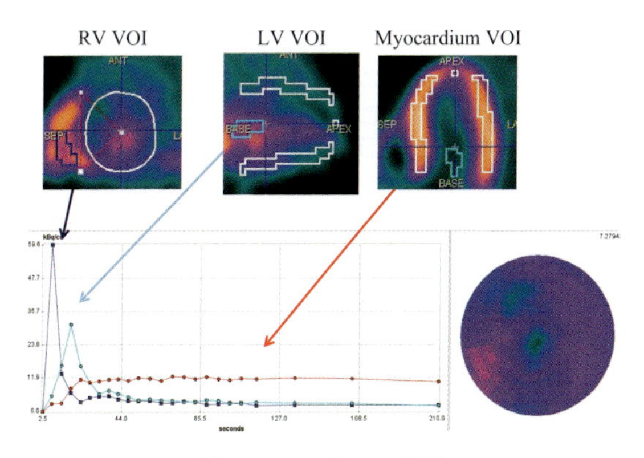

図B　コンパートモデル解析

※ソフトウェアによっては補正用に右室にVOIを設定する場合もある

7) 画像解剖（正常画像）

視覚的評価において安静，負荷像ともに冠動脈の支配領域に一致した集積低下がない．

SSS ≤ 3 MFR ≥ 2 または負荷時MBF > 1.8（図C）．

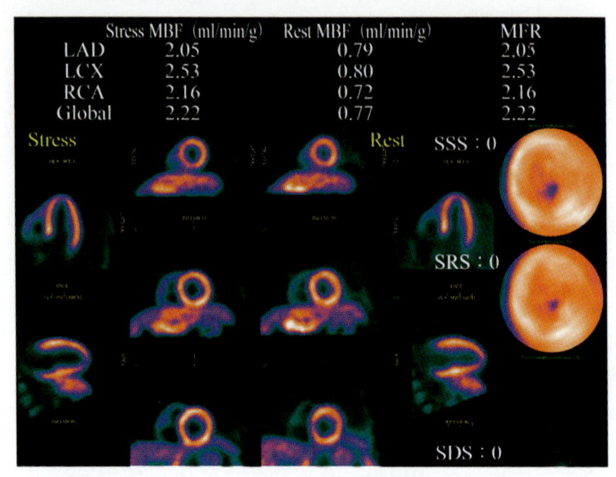

図C　正常画像

8) 臨床への適応（疾患画像）

負荷像での集積低下の増強（fill-in）：虚血

負荷，安静時ともに集積低下（固定性欠損）：梗塞

SSS 重症度；軽度異常（4–7），中等度－高度異常（>8）

MFR < 2

※多枝病変における視覚評価スコアでは過小評価されるが(Balanced ischemia)，定量解析によるMFRは重症虚血や微小循環障害を同定可能（図D）．

9) 検査の注意点

□保険適用のためには認可された専用アンモニア合成装置が必要．

□喘息患者ではアデノシン禁忌．

□安定した左心内腔のTACを得るために20 ～ 30秒程度の投与時間になるよう速度を設定．

□負荷中に撮像となるため，腹部を圧迫等して呼吸の変化による体動の影響を抑制．

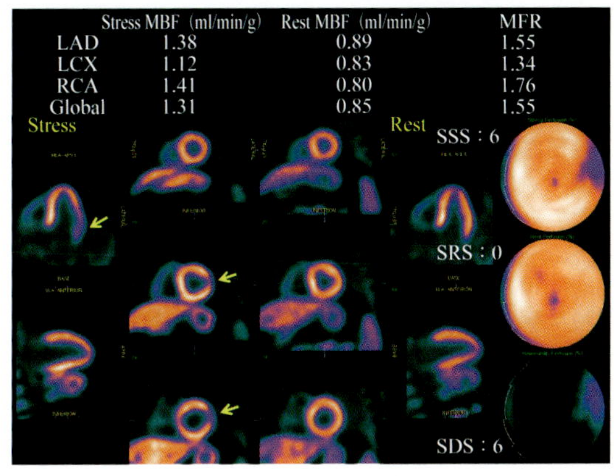

図 D　虚血（3 枝病変）

OSCEに必要な知識

Q1：アンモニアPETを施行する患者にアデノシン負荷の前処置としてカフェイン摂取禁止の理由を問われた．その理由は何か？

Q2：アンモニアPETで短い半減期のアンモニアにおいて検査前準備などを含めて毎回安定した投与量になるようにする工夫は？

Q3：アデノシン負荷中に患者が息苦しさを訴えてきた．どのような対処をとるか？

Q4：アンモニアPETのダイナミック撮像時の患者の体動の影響を抑える工夫は何か？

Q5：心臓PET患者が両手の挙上が出来なかった場合のポジショニングはどのように工夫するか？

A1：
アデノシンは強い冠血管拡張作用により冠血流予備能を評価するため，血管拡張不十分の場合，診断感度が低下する．薬理作用を減弱させるカフェインは制限する必要がある．カフェインの半減期は5.7時間程度と言われており，24時間の摂取制限が必要である．

A2：
目標投与量より少し多いRIを準備し，減衰計算した時間にて投与する．

A3：
半減期（10秒未満）が短いので，ほとんどの場合，投与を中止すれば症状は回復してする場合が多い．重度の副作用の場合には拮抗薬のアミノフィリンを使用するが稀である．（救急カートは必ず準備する）

A4：
通常の定性画像とは違いRI投与と同時に撮像するため，患者の注意が散漫になりがちになる．検査前に概要を説明の上，淡々と検査を試行する．アデノシン投与中もダイナミック撮像をするため，副作用を生じるまでは血圧，心電図の1分ごとのモニタリングの他は必要以上に声かけ等はしない．

A5：
減弱補正用のCT撮影において椎体と上肢がX線の直線上の位置になるとビームハードニングの影響があるため，上腕の下に発泡スチロールなどを入れて体の前で組むようにする．

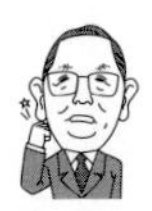

第4章　核医学治療

1　核医学治療の概要

1）核医学治療とは

放射線治療は大きく外部照射と内部照射に分けられ，内部照射は密封小線源治療と非密封小線源治療に分けられる．核医学治療は後者の非密封小線源治療に分類され，RI内用療法とも呼ばれる．放射性同位元素やこれを組み込んだ薬剤を経口あるいは経静脈的に投与し，標的臓器や標的悪性腫瘍に対して放射線照射をもたらす．その特徴は，広範囲に分布する多発病変に選択的にRI核種を取り込ませる全身治療でありながら，その集積部位から放出される放射線により治療効果を発揮するピンポイント治療である点である．

2）Drug deliveryの機序

2018年現在，国内で行われている内用療法は，甲状腺機能亢進症または分化型甲状腺癌に対する放射性ヨウ素（Iodine 131：以下I-131）治療，B細胞性ホジキンリンパ腫に対するイットリウム（Yttrium 90：以下Y-90）による標識抗体療法，有痛性骨転移の疼痛緩和に対する塩化ストロンチウム（Strontium 89：以下Sr-89）治療，去勢抵抗性前立腺がん骨転移に対する塩化ラジウム（Radium 223：以下Ra-223）治療の4核種が保険収載されている（表1）．

甲状腺機能亢進症または分化型甲状腺がんに対するI-131治療は，正常甲状腺組織または分化がん組織のNaIシンポーターを介した能動的取り込み機序によりI-131を標的部位に集積させるものである．一方，B細胞性ホジキンリンパ腫に

表1　現在行われている内用療法の核種と特性

核種		半減期(day)	αまたはβ線の最大エネルギー(MeV)	主なγ線のエネルギーpeak(MeV)	組織内最大飛程(mm)	組織内平均飛程(mm)
β線放出核種	^{89}Sr	50.5	1.5	–	8	2.4
	^{90}Y	2.7	2.3	–	11	5.3
	^{131}I	8.0	0.6	0.4	2	0.4
α線放出核種	^{223}Ra	11.4	7.5	0.08 0.15 0.27	<0.1	<0.1

対するRI内用療法は，抗CD20モノクローナル抗体にY-90を標識したものを，B細胞の表面にみられるCD20抗原に結合させることにより標的部位に照射する．このような集積機序による手法を特に放射免疫療法と呼ぶ．また，Sr-89とRa-223はいずれも核種そのものが骨指向性を有することにより集積がもたらされる．

このように，内用療法は腫瘍や腫瘍周囲の生物学的性質を利用して放射性同位元素を局所に集積させ照射することが特徴であり，その意味でtargeted radionuclide therapyとも呼ばれる．

3）治療用核種の物理特性

治療はα線放出核種とβ線放出核種が用いられる．主にLETと飛程の違いにより，臨床的特徴が異なる．

LET（linear energy transfer：線エネルギー付与）とは放射線が1 μm当たりに平均して失うエネルギーのことで，α線のように電子が通る道筋に沿って密にラジカルを生成する放射線を高LET放射線と呼ぶ．これに対して低LET放射線は，道筋に沿ってまばらにしかラジカルを生成しない放射線のことで，β線がこれにあたる．高LET放射線による生体影響は直接作用，すなわち放射線が生体分子を直接攻撃し電離や励起を引き起こすことでもたらす傷害作用がほとんどである．一方，低LET放射線の直接作用は高LET放射線のそれに比べて少なく，またDNA損傷もα線による2重鎖切断に対し，1本鎖切断であり修復されやすい．低LET放射線は間接作用，すなわち放射線が水分子の電離または励起を介してフリーラジカルや活性酸素種を生成し，これらの反応性に富む分子が2次的に生体分子を傷害する作用がより強いことが知られている．

また，α線の飛程は非常に短い．Ra-223の飛程は100 μm以下であり，細胞2～10個程度に相当する長さである．このためα線放出核種が標的にうまく局在すれば，周囲の正常組織への不要な被ばくなしに有効な照射が行える．一方，β線放出核種は組織内の飛程が数mmであるため，標的組織に結合した核種が近傍組織をも照射する．これにより周囲正常組織を障害する可能性が生ずる一方，ある程度の大きさの病変まで照射できるという利点もある（cross-fire effect）．

α線放出核種であるRa-223とβ線放出核種であるSr-89は，同様の骨指向性による集積を示すにも関わらず臨床的特徴が異なる．すなわち上記の特性の違いに由来して，前者のほうがより腫瘍殺傷効果が高く，また骨髄抑制が少ない．

4）退出基準の考え方

退出基準とは，放射性医薬品により治療を受けている患者を放射線治療病室等から退出させたとしても，当該患者が第三者へ与える放射線被ばくについて，

・一般公衆の線量限度：1 mSv/年
（・病人を訪問する子供の線量拘束値：1 mSv/一行為）
・介護者の線量拘束値：5 mSv/一行為

を上回らないことを担保することが出来るため，当該患者について特別な管理を必要としない基準であり，それぞれの核種につき，（1）投与量に基づく退出基準，（2）測定線量率に基づく退出基準，（3）患者毎の積算線量計算に基づく退出基準のいずれかで示される．I-131治療では，β線のほか高エネルギーγ線が放出されるため，退出基準を満たさない場合には放射線治療病室への一定期間の入院が必要となる．その他の核種は，外来すなわち診療用RI施設での投与後に退出することができる．退出や帰宅を認められた患者においても，患者から排泄される唾液・汗・尿・糞便等は汚染源となり得るので，介護者や家族，第三者への不必要な被ばくをできるだけ避けるために，適切な指導を行う．

5）現況と展望

^{131}I-MIBGによる悪性褐色細胞腫に対する治療の治験が現在進行中であり，また神経芽腫に対する治療が先進医療に選ばれている．その他，悪性神経内分泌腫瘍治療のための^{177}Lu標識ペプチド受容体核医学内用療法（PRRT）の治験が開始され，臨床利用の開始が待たれる．近年，核医学の分野では診断（diagnosis）と治療（therapeutics）の融合という考え方が注目されており，theranosticsという造語で呼称されている．がん表面の特異的な分子標的マーカーとなる表面抗原や，アミノ酸，ペプチドなどにγ線ないしは消滅放射線放出

化合物を標識し，その化合物の分布挙動を画像化する．さらに，これらをα線やβ線放出核種のような組織破壊性の高い放射性同位元素に組み替えることにより治療薬として利用する．患者の病巣の広がりに応じたオーダーメイド治療として期待されているが，法規制などの問題が障壁となり日本での開発，臨床利用は海外に比較して立ち遅れている．核医学診療推進国民会議ではこういった核医学診療の環境改善・整備に向けた取り組みを行っている．

メモ

1 バセドウ病の^{131}I治療

1) バセドウ病とは

バセドウ病は，甲状腺機能亢進症の代表的な病気であり，甲状腺ホルモンが過剰に分泌されることによって，さまざまな症状が現れた状態である．症状は，脈が速くなる，疲れやすくなる，眼球が前方に突出するなどが出現する．男性に比べて女性に多い病気である．治療方法としては，甲状腺ホルモンの合成を抑える抗甲状腺剤を用いる薬物療法，甲状腺を切除する手術療法，アイソトープを用いた内用療法が挙げられる．

2) 放射性医薬品

放射性医薬品	一般名	商品名	投与量（MBq）
Na^{131}I	ヨウ化ナトリウム（^{131}I）カプセル	ヨウ化ナトリウムカプセル 1号，3号，5号，30号，50号	期待照射線量に応じて決定

3) 集積機序

ホルモン基材のヨードでβ線放出核種である^{131}Iは，チロキシンやトリヨードチロニン合成のために甲状腺組織へ取り込まれる．

4) 前処置

1週間以上のヨード制限（食品・甲状腺ホルモン・拮抗薬・ヨード系造影剤など）

5) ^{131}Iの物理特性

^{131}Iは，β線（0.61 MeVなど）とγ線（365 keVなど）が放出される．物理的半減期は8.0日で，β線の組織内における最大飛程は2.0 mmである．

6) 投与量の決定方法

固定量の^{131}Iを投与する方法．
甲状腺重量別に投与量を決める方法．
患者の甲状腺重量，^{131}I摂取率，有効半減期から目的の吸収線量になるように投与量を決定する方法．

なかでも，Marinelli-Quimbyの式：

Dose（Gy）＝14.7×有効半減期（day）×24時間甲状腺摂取率（%）×Dose（MBq）/(甲状腺重量（g）×3.7×100)

は，シンチグラムやエコーなどにより甲状腺重量，甲状腺摂取率，生物学的半減期を求め，目的の単位甲状腺重量当たりの吸収線量から ^{131}I の投与量を決める方法として一般的に用いられている（図A）．なお，24時間甲状腺摂取率は図Bの手法で算出する．

$$
\text{甲状腺摂取率} = \left(\frac{\text{バックグラウンドを除いた甲状腺のカウント}}{\text{コントロール線源のカウント}} \right) \times 100
$$

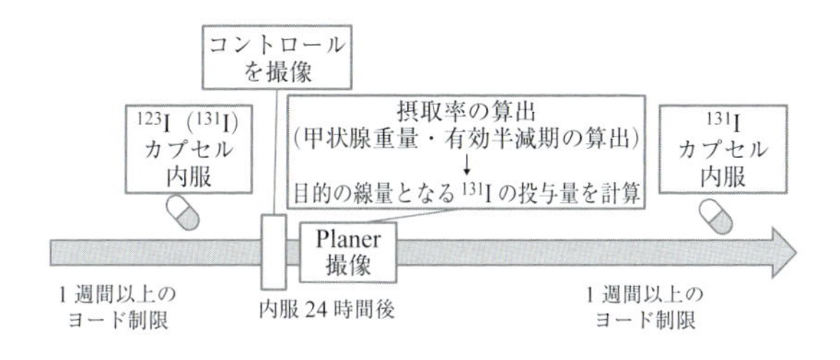

図 A　治療プロトコル

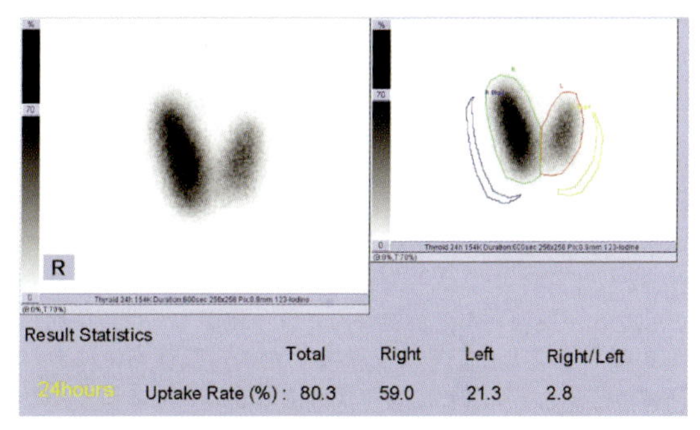

図 B　バセドウ病症例　^{123}I 投与 24 時間後の甲状腺摂取率

7）投与場所と退出基準

バセドウ病の ^{131}I 治療は，投与量が 500 MBq を超えない場合に限って投与量に基づく退出基準が適応される．このため診療用 RI 施設内で経口投与を行う外来での治療が可能である．

2　甲状腺癌の ^{131}I 治療（アブレーションを含む）

1）甲状腺がんとは

甲状腺がんは甲状腺に発生する腫瘍のうち，悪性のものを示す．組織型としては，乳頭がん，濾胞がん，低分化がん，髄様がん，未分化がんなどに分類される．最も多いものは乳頭がんで，甲状腺がんの約90％を占める．乳頭がんは高分化がんに分類され，進行は遅く一般的に予後は良い．次に多いものとしては濾胞がん（5％）が挙げられる．濾胞がんは，良性の甲状腺腫瘍との鑑別が困難であり，肺や骨への転移が起こりやすい特徴がある．低分化がんは高分化がんと未分化癌の中間的な特徴を示す．これらの癌を甲状腺分化がんと総称する．一方で，髄様がん，未分化がんなどは発生頻度としては低いものの，進行が比較的早く，多臓器への転移も起こりやすく予後が悪い特徴がある．

2）放射性医薬品

放射性医薬品	一般名	商品名	投与量
$Na^{131}I$	ヨウ化ナトリウム（^{131}I）カプセル	ヨウ化ナトリウムカプセル 1号，3号，5号，30号，50号	3.7 ～ 7.4 GBq（アブレーションでは1,110 MBq）

3）集積機序

ホルモン基材のヨードでβ線放出核種である ^{131}I は，チロキシンやトリヨードチロニン合成のために甲状腺組織へ取り込まれる．甲状腺分化がん（乳頭がん，濾胞がん，低分化がん）は，甲状腺組織としての性質を有していることが多いため，転移部位においても ^{131}I が取り込まれることから，^{131}I 治療の適応となる．しかし，甲状腺がんの転移部位に集積する ^{131}I は，投与量の1％以下であることが多いため，バセドウ病と比較し大量の投与量が必要となる．

^{131}I から放出されるγ線を利用し，^{131}I の投与後3～7日後にシンチグラフィを撮像し，病巣部への集積の確認や治療方針の再検討を行うことがある．

4）アブレーション治療について

甲状腺全摘術後も甲状腺組織がわずかに存在することが知られている．残存甲状腺組織が存在することで，血清サイログロブリン値を用いた術後経過観察に支障をきたすことがある．アブレーション治療は，遠隔転移の無い甲状腺がんの全摘後，残存甲状腺を破壊し，再発や転移を予防する治療法をさす.

5) 前処置

2週間以上のヨード制限（食品・甲状腺ホルモン・拮抗薬・ヨード系造影剤など）が必要である. アブレーション治療の実施時には, 甲状腺刺激ホルモン（TSH）を増やし治療効果を高めるために, 遺伝子組換えヒト型甲状腺刺激ホルモン製剤（タイロゲン）が用いられることもある. また, ヨード制限後に ^{131}I シンチグラム（診断用の投与量）による転移巣（残存病変）への集積の確認後（図A）, 治療が行われることもある.

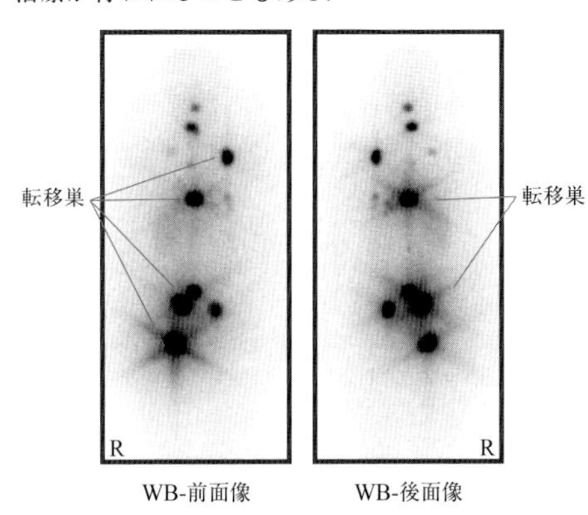

図A 甲状腺癌 ^{131}I シンチグラム
（画像提供 香川大学医学部附属病院）

6) ^{131}I の物理特性

^{131}I は, β 腺（0.61（MeV）など）と γ 線（365（keV）など）が放出される. 物理的半減期は 8.0 日で, β 線の組織内における最大飛程は 2.0 mm である.

7) 投与量の決定方法

術後甲状腺がん転移巣への ^{131}I 治療における一般的な投与量は, 局所残存病変には 1.85 ～ 3.7 GBq, 肺転移は 3.7 ～ 5.55 GBq, 比較的治療反応性の悪い骨転移では 7.4 GBq が用いられる. また, 残存甲状腺組織へのアブレーション治療は 1,110 MBq が用いられる.

8）投与場所と退出基準

甲状腺癌の ^{131}I 治療は，投与量が 500 MBq を超えるため，測定線量率に基づく退出基準に従うこととなる．具体的には，^{131}I の経口投与後，放射線治療病室にて入院し，患者の体表面から 1 m の点で測定された線量率（1 cm 線量当量率）が 30 μSv/h を超えない場合に退出が認められる．

1,110 MBq 以下の ^{131}I によるアブレーション治療は，患者毎の積算線量に基づく退出基準に従うことが許されており，診療用 RI 施設内で経口投与を行う外来での治療が可能である．ただし関連学会（日本医学放射線学会，日本核医学会，日本内分泌学会など）が作成した実施要綱に従って実施される必要がある．

メモ

3 骨転移疼痛緩和治療

1) 骨転移に伴う疼痛について

骨転移は，血流に乗ったがん細胞が骨で増殖したものである．全身転移を起こした乳がん患者および前立腺がん患者においては約70% で骨転移が発症するといわれている．骨転移に伴う疼痛のメカニズムに関しては詳しい解明が進んでいないものの，がん細胞の骨への浸潤による物理的な刺激，がん細胞から産生される炎症性のサイトカインなどによる刺激，がん細胞周辺が酸性化することによる刺激，などが主な要因として考えられている．

骨転移に伴う疼痛緩和治療としては，鎮痛剤，ビスホスホネート製剤，ホルモン製剤，抗がん剤，神経ブロックなどの使用に加えて，リニアックなどによる外照射放射線治療や後述の内用療法が選択肢となる．

2) 放射性医薬品

放射性医薬品	一般名	商品名	投与量
^{89}SrCl	塩化ストロンチウム (^{89}Sr)	メタストロン®注	2.0 MBq/kg (最大投与量 141 MBq)

※2019 年 1 月に販売中止

3) 集積機序

ストロンチウムはカルシウムと同族体であり，β線放出核種である ^{89}Sr が骨転移部位へ特異的に取り込まれる．がん細胞がβ線に照射されることにより外照射放射線治療と同じようなメカニズムで疼痛が緩和されると考えられている．^{89}Sr による疼痛緩和治療は，固形がん患者において，骨シンチで集積が認められかつ，疼痛を有する転移性骨腫瘍が対象となる．また外照射放射線治療では困難な多発性骨転移による疼痛緩和も適応となる．

4) 前処置

疼痛部位が骨シンチの集積部位と一致することを確認することが必要である．また骨髄抑制を防ぐために，十分な血液学的機能が保たれていることを確認する必要がある．

5) ^{89}Sr の物理特性

^{89}Sr は，β線（1.50 MeV）のみが放出される．物理的半減期は 50.5 日で，β線の組織内における最大飛程は 8.0 mm である．

6）投与量の決定方法

2.0 MBq/kg（最大投与量は 141 MBq）を 1 ～ 2 分かけて静脈投与を行う．また複数回投与の場合は投与間隔を 3 か月以上空ける．

7）投与場所と退出基準

^{89}Sr を用いた骨転移疼痛緩和治療は，投与量が 200 MBq を超えない場合に限って投与量に基づく退出基準が適応される．このため診療用 RI 施設内で投与を行う外来での治療が可能である．

メモ

4 悪性リンパ腫に対する治療

1) 放射免疫療法について

悪性リンパ腫の治療では，分子標的治療薬のひとつとして，抗ヒトCD20ヒト・マウスキメラ抗体からなるモノクローナル抗体が用いられることがある．さらに対象とするがん関連抗原に対するモノクローナル抗体に，β線などを放出する放射性同位元素を標識したものを投与し，腫瘍を制御する内用療法を放射免疫療法と呼ぶ．

2) 放射性医薬品

放射性医薬品	一般名	商品名	投与量（MBq）
^{90}Y Ibritumomab Tiuxetan	^{90}Y イブリツモマブ チウキセタン	ゼヴァリン® イットリウム	11.1あるいは14.8 MBq/kg（血小板数により決定し，最大投与量は1,184 MBq）
^{111}In Ibritumomab Tiuxetan	^{111}In イブリツモマブ チウキセタン	ゼヴァリン® インジウム	130

3) 集積機序

悪性リンパ腫に対する放射免疫療法製剤である^{90}Y イブリツモマブ　チウキセタンはCD20抗原を認識し腫瘍に結合する．^{90}Yから放出されるβ線によって抗腫瘍効果が得られる．また，直接結合した腫瘍だけでなく，近傍の腫瘍細胞への照射も期待できる．対象となる疾患は，CD20抗原陽性の再発または難治性の低悪性度B細胞性非ホジキンリンパ腫，マントル細胞リンパ腫が適応となる．

4) 前処置

^{90}Y イブリツモマブ　チウキセタンによる治療の適格性を確認するために，投与の約1週間前に^{111}In イブリツモマブ　チウキセタン130 MBqを静注し，投与から48から72時間後にシンチレーションカメラにて全身の体内分布画像を撮像する（図A）．

不適格な体内分布としては，骨髄への著明な取り込み（重度の骨髄抑制のリスクがある），腫瘍浸潤の見られない肺，腎，腸管などへの強い取り込み（放射線感受性が高い臓器に対する毒性のリスク）などが挙げられる．^{111}In イブリツモマブ　チウキセタン検査において不適格体内分布が認められた場合には，^{90}Y イブリツモマブ　チウキセタンによる治療は実施できない．

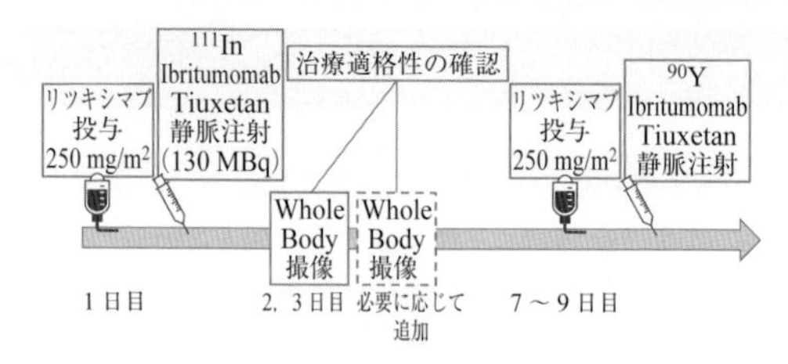

図 A　Ibritumomab Tiuxetan 治療プロトコル

また腫瘍への取り込みが確認されることもあるが，腫瘍集積の程度によって適格性は影響されない．

^{90}Y（^{111}In も同様）イブリツモマブ　チウキセタンの腫瘍細胞への集積を高めるために，投与4時間前にリツキシマブ 250 mg/m^2 を投与する（図B）．

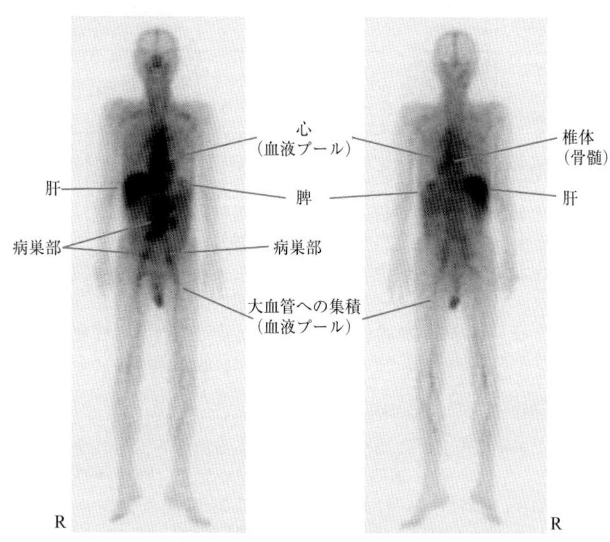

図 B　^{111}In Ibritumomab Tiuxetan 投与 48 時間後のシンチグラム

5) ^{90}Y の物理特性

^{90}Y は，β線（2.28 MeV）のみが放出される．物理的半減期は2.7日で，β線の組織内における最大飛程は11.0 mm である．

6) 投与量の決定方法

投与前の血小板数が150,000/mm^{3}以上の患者では，14.8 MBq/kg（最大投与量は1,184 MBq）を10分かけて静脈投与を行う．血小板数が100,000 ～ 150,000/mm^{3}の患者では11.1 MBq/kg に減量する．

7) 投与場所と退出基準

^{90}Y を用いた悪性リンパ腫に対する治療では，投与量が1,184 MBq を超えない場合に限って投与量に基づく退出基準が適応される．このため診療用 RI 施設内で投与を行う外来，あるいは一般病床で入院しながらの治療が可能である．

メモ

5　去勢抵抗性前立腺がんの骨転移に対する治療

1）去勢抵抗性前立腺がんの骨転移について

去勢抵抗性前立腺がんは外科的な去勢，ホルモン療法による去勢状態で，男性ホルモンの分泌が抑えられている（血清テストステロン値が50 ng/dL未満）にもかかわらず，悪化する前立腺がんと定義されている．前立腺がんは，進行に伴い骨転移しやすいがんであり，去勢抵抗性前立腺がんは約80％の割合で骨転移となるといわれている．骨転移の好発部位としては，骨盤，大腿骨，脊椎，肋骨などが挙げられる．前立腺がんの治療方法は，ホルモン療法，化学療法に加えて，内用療法などが選択肢となる．

2）放射性医薬品

放射性医薬品	一般名	商品名	投与量（MBq）
^{223}RaCl	塩化ラジウム（^{223}Ra）	ゾーフィゴ®静注	55 kBq/kg

3）集積機序

ラジウムはカルシウムと同族体であり，α線放出核種である^{223}Raが骨転移部位へ特異的に取り込まれる．がん細胞がα線に照射されることによりがん細胞の増殖が抑えられる．α線の特徴は，高LET放射線でありDNAの2重鎖切断を引き起こしやすいこと，飛程が短く周辺臓器への影響が少ないこと，酸素効果が小さいため低酸素状態のがん細胞にも効果が期待できることなどが挙げられる．

4）前処置

骨シンチなどで骨転移部位の進行状態を確認することが必要である．また内臓転移の無いことも確認する必要がある．骨髄抑制の増強を防ぐために各血球数が基準値を満たしていることを確認する必要がある．

5）^{223}Raの物理特性

^{223}Raの崩壊過程において，α線（5.72 MeVなど）やγ線（83，154，270 keVなど）が放出される．物理的半減期は11.4日で，α線の組織内における最大飛程は0.1 mm未満である．

6）投与量の決定方法

55 kBq/kgを1～2分かけて静脈投与を行う．4週間間隔で最大6回までの追加投与が可能である．

7) 投与場所と退出基準

^{223}Raを用いた去勢抵抗性前立腺がんの骨転移に対する治療は，1回最大投与量が12.1 MBq，1治療当たりの最大投与量が72.6 MBqを超えない場合に限って患者毎の積算線量に基づく退出基準に従う退出基準が適応可能である．このため診療用RI施設内で投与を行う外来での治療が可能である．ただし関連学会（日本医学放射線学会，日本核医学会，日本泌尿器科学会等）が作成した実施要綱に従って実施される必要がある．

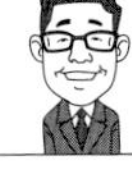

メモ

付　録

付録1　主な核医学検査

検査臓器	検査項目	放射性医薬品	使用コリメータ	検査開始時間
脳神経系	脳血流	^{123}I-IMP	LEHR, LMEGP	15 ～ 30分
		^{99m}Tc-HMPAO	LEHR	5分後以降
		^{99m}Tc-ECD	LEHR	5分後以降
	中枢神経受容体	^{123}I-IMZ	LEHR, LMEGP	3時間以降
	中枢性神経伝達	^{123}I-FP-CIT	LEHR, LMEGP	3時間以降
	心筋交感神経	^{123}I-MIBG	LEHR, LMEGP	15分，3 ～ 4時間
	脳脊髄腔	^{111}In-DTPA	MEGP	1, 3, 6, 24, 48, 72時間後
内分泌系	甲状腺	Na^{123}I カプセル	LEHR	3, 24時間後
		$^{99m}TcO_4^-$	LEHR	20 ～ 30分後
	副甲状腺	^{201}TlCl	LEHR	5分後
		^{99m}Tc-MIBI	LEHR	10分，2時間後
	副腎皮質	^{131}I-アドステロール	HEGP	6 ～ 9日後
	副腎髄質	^{123}I-MIBG	LEHR, LMEGP	6, 24, 48時間後
呼吸器系	肺血流	^{99m}Tc-MAA	LEHR	5分後～ 60分まで
	肺換気	^{81m}Kr ガス	LMEGP, MEGP	吸入直後～ 30分間
	肺吸入	^{99m}Tc ガス	LEHR	吸入直後～ 30分間
循環器系	心筋血流	^{201}TlCl	LEHR, LEGP	10 ～ 15分後，3時間後
		^{99m}Tc-TF	LEHR	45 ～ 60分後
		^{99m}Tc-MIBI	LEHR	45 ～ 60分後
	脂肪酸代謝	^{123}I-BMIPP	LEHR, LMEGP	15 ～ 30分後，3 ～ 4時間後
	交感神経	^{123}I-MIBG	LEHR, LMEGP	15分，3 ～ 4時間後
	心筋梗塞（壊死）	^{99m}Tc-PYP	LEHR	3 ～ 4時間後

検査臓器	検査項目	放射性医薬品	使用コリメータ	検査開始時間
消化器系	肝受容体	^{99m}Tc-GSA	LEHR	ボーラス投与直後30分間
	肝胆道	^{99m}Tc-PMT	LEHR	ボーラス投与直後30分間
	消化管出血	^{99m}Tc-HSA-D	LEHR	ボーラス投与直後30分間その後2, 4, 6, 24時間
	唾液腺	$^{99m}TcO_4^-$	LEHR	ボーラス投与直後30分間
泌尿器系	腎静態	^{99m}Tc-DMSA	LEHR	2～3時間後
	腎動態	^{99m}Tc-DTPA	LEHR	ボーラス投与直後30分間
		^{99m}Tc-MAG3	LEHR	ボーラス投与直後30分間
骨系	骨	^{99m}Tc-MDP, ^{99m}Tc-HMDP	LEHR	2～3時間後
血液・造血臓器系	骨髄	$^{111}InCl_3$	MEGP	48～72時間後
	センチネルリンパ節	^{99m}Tc-PHY, ^{99m}Tc-Sn	LMEGP, MEGP	10分, 3～4時間後
腫瘍・炎症系	腫瘍	^{67}Ga citrate	MEGP	48～72時間後
		^{201}TlCl	LEHR	5～15分後, 2～3時間後
	炎症	^{67}Ga citrate	MEGP	6, 48～72時間後
ポジトロン	糖代謝	^{18}F-FDG		静注60～90分後
	アミノ酸代謝	^{11}C-Methionine		静注20分後
	アミロイド	^{18}F-florbetapir		静注30～50分後
		^{18}F-flutemetamol		静注60～120分後
	脳酸素代謝	$^{15}O-O_2$		吸入直後90分間
	脳血液量	^{15}O-CO		
	脳血流量	$^{15}O-CO_2$		
	脳，心筋血流量	$^{15}O-H_2O$		静注後直後2～3分間
	心筋血流量	^{13}N-ammonia		ボーラス投与直後10分間

付録

付録2　核医学検査の負荷検査薬剤および前処置

検査名	使用薬剤	負荷検査剤	核医学検査の前処置について
脳血流	^{99m}Tc-ECD, ^{99m}Tc-HMPAO	アセタゾラミド	投与時閉眼
	^{123}I-IMP	アセタゾラミド	10分間の閉眼安静 ・投与1～3日前から検査当日までヨウ化カリウム錠を1錠/1日
中枢性(DAT)	^{123}I-FP-CIT		服薬，アルコール過敏の確認
脳脊髄腔	^{111}In-DTPA		注入前数時間前禁食
甲状腺	$^{99m}TcO_4^-$		なし
	Na^{123}Iカプセル	過塩素酸カリウム	検査前10日間ヨード禁
副甲状腺	^{201}TlCl		なし
	^{99m}Tc-MIBI		なし
副腎皮質	^{131}I-アドステロール		甲状腺ブロック，注射3日前から検査日まで(KI錠1錠/日)
		デキサメタゾン（副腎皮質抑制試験）	甲状腺ブロック デキサメサゾンは静注3日前より検査日まで4 mg/日
副腎髄質	^{123}I-MIBG		甲状腺ブロック，注射3日前から検査日まで(KI錠1錠/日)
肺血流	^{99m}Tc-MAA		なし
肺換気	^{81m}Kr		なし
心筋血流	^{201}TlCl	アデノシン ドブタミン	2時間以上の絶食 負荷検査では処方薬の中止
	^{99m}Tc-MIBI		食事制限 負荷検査では処方薬の中止
心筋脂肪酸代謝	^{123}I-BMIPP		前食禁

検査名	使用薬剤	負荷検査剤	核医学検査の前処置について
心筋交感神経	^{123}I-MIBG		前禁食 レセルピン等交感神経機能に影響のある薬剤の投薬制限 甲状腺ブロック
心筋梗塞	^{99m}Tc-PYP		なし
肝受容体	^{99m}Tc-GSA		前食禁
肝胆道	^{99m}Tc-PMT		前食禁
消化管出血	^{99m}-HSA-D		食事制限，排尿
唾液腺，耳下腺，顎下線	$^{99m}TcO_4^-$	酒石酸・レモン汁	検査1～2時間前の絶飲食，検査前禁煙，唾液腺造影前に行う
腎静態	^{99m}Tc-DMSA		なし
腎動態	^{99m}Tc-MAG3	フロセミド カプトプリル	検査30分前に排尿し，水を約200 mL飲む
	^{99m}Tc-DTPA		検査30分前に排尿し，水を約200 mL飲む
骨	^{99m}Tc-MDP， ^{99m}Tc-HMDP		注射後に水分を多めに取り，撮像直前に排尿
腫瘍（炎症も含む）	^{67}Ga citrate		検査前日に下剤を投与， 検査前浣腸 検査当日絶食
	^{201}TlCl		腹部撮像の時は，前食禁

付録3　主な放射性核種の特性

核種	半減期	崩壊形式	主要光子エネルギー（Mev）と放出割合	主な生成反応	主な用途
^{3}H	12.3 y	β^-		$^{6}Li(n, \alpha)^{3}H$	
^{11}C	20.39 m	β^+ EC	0.511 an.	$^{11}B(p, n)^{11}C$ $^{14}N(p, \alpha)^{11}C$	PET検査
^{13}N	9.965 m	β^+ EC	0.511 an.	$^{13}C(p, n)^{13}N$ $^{16}O(p, \alpha)^{13}N$	PET検査
^{15}O	122.24 s	β^+ EC	0.511 an.	$^{15}N(p, n)^{15}O$ $^{14}N(d, n)^{15}O$	PET検査
^{18}F	109.77 m	β^+ EC	0.511 an.	$^{18}O(p, n)^{18}F$ $^{20}Ne(d, \alpha)^{18}F$	PET検査
^{32}P	14.26 d	β^-		$^{31}P(n, \gamma)^{32}P$ $^{32}S(n, p)^{32}P$	放射化学検査
^{51}Cr	27.7 d	EC	0.320 （9.9%）	$^{50}Cr(n, \gamma)^{51}Cr$ $^{51}V(d, 2n)^{51}Cr$	
^{57}Co	271.7 d	EC	0.122 （85.6%） 0.136 （10.7%）	$^{60}Ni(p, \alpha)^{57}Co$	校正用線源（シンチレーションカメラ用）
^{67}Ga	3.26 d	EC	0.093 （39.2%） 0.185 （23.9%） 0.209 （2.4%） 0.300 （16.8%） 0.394 （4.7%）	$^{68}Zn(p, 2n)^{67}Ga$ $^{66}Zn(d, n)^{67}Ga$ $^{65}Cu(\alpha, 2n)^{67}Ga$ $^{63}Cu(\alpha, \gamma)^{67}Ga$	核医学検査用
^{68}Ge	271 d 娘 *^{68}Ga	EC	0.0092 （38.0%） Ga-Kα	$^{69}Ga(p, 2n)^{86}Ge$	^{68}Gaの親核種
^{68}Ga	67.71 m	β^+ EC	0.511 an.	$^{68}Ge \rightarrow {}^{68}Ga$	校正用線源（PET用）

核種	半減期	崩壊形式	主要光子エネルギー(Mev)と放出割合	主な生成反応	主な用途
^{81}Rb	4.57 h 娘 *^{81m}Kr	β^+ (30.8%) EC (69.2%)	0.511 an. 0.446 (23.2%) 0.457 (3.2%) 0.538 (2.3%)	^{82}Kr(p, 2n)^{81}Rb ^{79}Br(α, 2n)^{81}Rb	^{81m}Krの親核種
^{81m}Kr	13.1 s	EC, IT	0.19 (67.5%)	^{81}Rb → ^{81}mKr	ガス
^{89}Sr	50.53 d	β^-		^{89}Sn(n, γ)^{89}Sr U(n, f)^{89}Sr	内用治療(骨疼痛緩和療法)
^{90}Y	64.0 h 親 *^{90}Sr	β^-		^{89}Y(n, γ)^{90}Y ^{90}Sr → ^{90}Y	内用治療(悪性リンパ腫のRI標識抗体療法剤)
^{99}Mo	65.94 h 娘 *^{99m}Tc	β^-	0.181 (6%) 0.366 (1.2%) 0.740 (12.1%) 0.778 (4.3%)	^{98}Mo(n, γ)^{99}Mo U(n, f)^{99}Mo	^{99m}Tcの親核種
^{99m}Tc	6.0 h	β^- IT	0.141 (89.1%)	^{99}Mo → ^{99m}Tc	核医学検査用
^{111}In	2.8 d	EC	0.171 (90.7%) 0.247 (94.1%)	^{112}Cd(p, 2n)^{111}In ^{111}Cd(p, n)^{111}In	核医学検査用および内用治療(RI標識抗体療法剤)
^{123}I	13.22 h	EC	0.159 (83.3%)	^{124}Te(p, 2n)^{123}I	核医学検査用
^{125}I	60.2 d	EC	0.0247 (76.2%) 0.0272 (39.1%)	^{124}Xe(n, γ)^{125}Xe → ^{125}I	インビトロ検査用

核種	半減期	崩壊形式	主要光子エネルギー(Mev)と放出割合	主な生成反応	主な用途
^{131}I	8.02 d	β^-	0.284 (6.1%) 0.365 (81.7%)	U(n, f)^{131}I	核医学検査用および内用治療(甲状腺治療)
^{177}Lu	6.64 d	β^-	0.113 (6.4%) 0.208 (11.0%)	^{176}Lu(n, γ)^{177}Lu ^{177}Yb → ^{177}Lu	内用療法(ソマトスタチンアナログ治療)
^{201}Tl	72.91 h	EC	0.070-0.80 (94.5%) Hg-X	^{203}Tl(p, 3n)^{201}Pb → ^{201}Tl	核医学検査用
^{223}Ra	11.43 d	α	0.144 (3.3%) 0.154 (5.7%) 0.269 (13.9%)	^{227}Th → ^{223}Ra	内用療法(転移性骨腫瘍の抗腫瘍薬)

(日本アイソトープ協会編:アイソトープ手帳(11版),2011より抜粋)

付録4　核医学領域で用いられる略語

3D-ASL	3D-Arterial spin labeling	3次元動脈血磁化標識法
3D-CTA	3D CT angiography	3次元CTアンジオグラフィ
3D-OSEM	3D ordered subset expectation maximization	コリメータ開口補正組み込みOSEM
3D-SSP	3D stereotactic surface projections	統計画像解析

■ A ■

AC	attenuation correction	減弱補正
ACA	anterior cerebral artery	前大脳動脈
ACR-NEMA	American college of radiology national electrical manufacturers association	アメリカ放射線機器規格
ACS	acute coronary syndrome	急性冠症候群
ACZ	Acetazolamide	アセタゾラミド
AD	Alzheimer's Disease	アルツハイマー病
ADC	analog-digital cobverter	アナログ・デジタル変換器
AF	atrial fibrillation	心房細動
AI	asymmetry index	非対称性指数
AMI	acute myocarial infarction	急性心筋梗塞
AP	angina pectoris	狭心症
ARG	autoradiography	オートラジオグラフィー
ARVC	arrhythmogenic right ventricular cardiomyopathy	不整脈源性右室心筋症
AVM	arteriovenous malformation	動静脈奇形

■ B ■

BBB	blood brain barrier	血液脳関門
BGO	$Bi_4Ge_3O_{12}$	ゲルマニウム酸ビスマス（シンチレータ）
BMD	bone mineral density	骨密度
BMI	body mass index	体格指数
BPI	brain perfusion index	脳血流指数
Bq	becqurel	ベクレル
BSA	body surface area	体表面積
BZR	benzodiazepine recepter	ベンゾジアゼピンレセプター

■ C ■

CA	catecholamine	カテコールアミン
CAD	coronary artery disease	冠動脈疾患
CAD	computer-aided diagnosis/ detection	コンピュータ支援診断/検出
CAS	carotid artery stenting	内頸動脈ステント留置術
CBC	collimator-broad-correction	空間分解能補正
CBD	corticobasal degeneration	大脳皮質基底核変性症
CBF	cerebral blood flow	脳血流
CBS	coticobasal syndrome	大脳皮質基底核症候群
CBV	cerebral blood volume	脳血流量
CCA	common carotid artery	総頚動脈
CCD	crossed cerebellar diaschisis	対側小脳遠隔機能障害
CCF	cross calibration factor	クロスキャリブレーションファクター
CCW	counter clockwise	反時計回り
CEA	carotid endarterectomy	内頸動脈内膜剥離術
CF	cardic failure	心不全
CHR	cardiac high resolution	心臓用高分解能コリメータ
CI	cerebral infarction	脳梗塞
CIS	cingulate island sign	後部帯状回の糖代謝の相対的代謝保持
CJD	Creutzfeldt-Jakob disease	クロイツフェルト・ヤコブ病
CM	cardiomyopathy	心筋症
$CMRO_2$	cerebral metabolic rate for oxygen	脳酸素代謝率
CNR	contrast to noise ratio	コントラスト・ノイズ比
COPD	chronic obstructive pulmonary disease	慢性閉塞性肺疾患
CR	complete response	完全奏効（治療効果判定）
CSF	cerebrospinal fluid	脳脊髄液
CTAC	CT-based attenuation correction	CT 減弱補正法
CTR	cardiovascular ratio	心胸郭比
CV	cofficient of variation	変動係数
CVD	cerebrovascular disease	脳血管障害
CVR	cerebrovascular reserve	脳循環予備能
CW	clockwise	時計回り
CZT	cadmium-zinc-telluride	テルル化亜鉛カドミウム

■ D ■

DAT	dopamine transporter	ドーパミントランスポーター
DCM	dilated cardiomyopathy	拡張型心筋症
DEW	dual energy window	散乱線補正法
DFT	discrete Fourier transform	離散フーリエ変換
DICOM	digital imaging and communication in medicine	医療デジタル画像と通信規格
DLB	Dementia with Lewy bodies	レビー小体型認知症
DLBCL	diffuse large B-cell lymphoma	びまん性大細胞型B細胞リンパ腫
DM	diabetes mellitus	糖尿病
DRAM	dynamic random-access memory	動的ランダムメモリー
DTARG	dual table ARG	Dual Table ARG法
DWI	diffusion weighted image	拡散強調画像

■ E ■

EC	electron capture	電子捕獲
ECG	electrocardiogram	心電図
EDV	enddiastolic volume	拡張末期容積
EEG	electroencephalogram	脳波
EF	ejection fraction	駆出率（分画）
ELEGP	extended low energy general purpose	拡張低エネルギー汎用型コリメータ
ERPF	effective renal plasma flow	有効腎血漿流量
ESSE	effective source scatter estimation	散乱線補正法
ESV	endsystolic volume	収縮末期容積
ET	essential tremor	本態性振戦
eZIS	easyZ scoreImaging system	統計画像解析

■ F ■

FBP	filtered back projection	フィルタ補正逆投影法
FDA	Food and drug administration	（米国）食品医薬品局
FDG	fluorodexyglucose	フルオロデオキシグルコース
FDR	frequency-distance-relationship	空間分解能補正
FFT	fast Fourier transform	高速フーリエ変換
FL	follicular lymphoma	濾胞性リンパ腫
FOV	field of view	視野
FTD	frontotemporal dementia	前頭側頭型認知症
FUO	fever of unknown origin	不明熱

FWHM	full width at half maximum	半値幅
FWTM	full width at tenth maximum	1/10値幅

■ G ■

GCA	giant-cell arteritis	巨細胞性動脈炎
G-CSF	granulocyte-colony stimulating factor	顆粒球コロニー刺激因子
GFR	glomerular filtration rate	糸球体濾過率
GLUT	glucose transporter	グルコーストランスポーター
GM counter	Geiger-Muller conter	GM計数管
GP	graph plot	グラフプロット法
GSO	Gd_2SiO_5	ケイ酸ガドリニウム（シンチレータ）

■ H ■

H/M	heart-mediastinum ratio	心縦隔比
HAS	human serum albumin	ヒト血清アルブミン
HCC	hepatocellular carcinona	肝細胞がん
HCM	hypertrophic cardiomyopathy	肥大型心筋症
HH15	heart activity at 15 min divided by heart activity at 3 min	血中停滞率指標
HIS	hospital information system	病院情報システム
HIV	human immunodeficiency virus	ヒト免疫不全ウイルス
HL	Hodgkin's lymphoma	ホジキンリンパ腫
Ht	hematocrit	ヘマトクリット
HVL	half value layer	半価層

■ I ■

IAEA	International atomic energy agency	国際原子力機関
ICA	internal carotid artery	内頸動脈
ICD	International classification of disease	国際疾病分類
ICRP	International commision on radiological protection	国際放射線防護委員会
ICRU	International commision on radiation units and measurement	国際放射線単位測定委員会
IDW	iodine dual-energy window	散乱線補正法
IGC	indocyanine gree	インドシアニングリーン
IHD	ischemic heart disease	虚血性心疾患

IMZ	iomazenil	イオマゼニル
iNPH	idiopathic normal pressure hydrocephalus	突発性正常圧水頭症
IOF	Iofetamine	イオフェタミン
IR	iterative reconstruction	逐次近似画像再構成
IT	isomeric transition	核異性体転移
IV	intravenous injection	静脈内注射

■ J ■

JESRA	Japan engineering standard of radiation apparatus	日本放射線機器工業規格
JET	Japan EC-IC bypass surgery Trial	EC-ICバイパストライアル
JIRA	Japan industries association of radiological systems	日本画像医療システム工業会
JIS	Japan industrial standard	日本工業規格

■ K ■

KKK	kehlkopfkrebs（ドイツ語）	喉頭がん
KUB	kidney, ureter and bladder	腎膀単純XP

■ L ■

LA	left atrium	左心房
LAD	left anterior desecding artery	左前下行枝
LBM	lean body mass	除脂肪体重
LC	liver cirrhosis	肝硬変
LCA	left coronary artery	左冠状動脈
LCX	left circumflex	左回旋枝
LEHR	low energy-high resolution	低エネルギー高分解能型コリメータ
LET	linear energy transfer	線エネルギー付与
LHL15	liver activity at 15 min divided by heart plus liver activity at 15 min	肝摂取率指標
LK	lungenkrebs（ドイツ語）	肺癌
LMEGP	low-medium energy general purpos	低中エネルギー汎用型コリメータ
LSA	lenticulostriate artery	レンズ核線条体動脈
LSF	line spead function	線広がり関数
LSO	Lu_2SiO_5	ルテチウム オルトケイ酸塩
LV	left ventricle	左心室
LYSO	$Lu_{1.9}Y_{0.1}SiO_5$	ルテチウム イットリウムオルトケイ酸塩

■ M ■

MAA	macroaggregatedalbumin	大凝集人血清アルブミン
MBF	myocardial blood flow	心筋血流量
MCA	middle cerebral artery	中大脳動脈
mCBF	mean cerebral blood flow	平均脳血流量
MCT	mean circulation time	平均循環時間
MDD	maniac depressive desease	うつ病
MEGP	medium-energy general purpose	中エネルギー汎用型コリメータ
MEW	multiple energy window	散乱線補正法
MI	myocardialinfaction	心筋梗塞
MIP	maximum intensity projection	最大値投影
MIRD	Medical internal radiation dose committee of sciety of nuclear medicine	MIRD法
MK	magenkrebs（ドイツ語）	胃がん
ML	malignant lymphoma	悪性リンパ腫
MLEM	maximum-likelihood expectation maximization	最尤推定期待値最大化法
MMK	mammakrebs（ドイツ語）	乳がん
MNI標準脳	Montreal neurological institute標準脳	モントリオール神経学研究所が作成した標準脳
MRA	MR angiography	MRアンジオグラフィ
MS	microsphere	マイクロスフェア法
MSA	multiple system atrophy	多系統萎縮症
MTF	modulation transfer function	変調伝達関数
MTT	mean transit time	平均通過時間

■ N ■

NA	noradrenaline	ノルアドレナリン
NDB	normal database	ノーマルデータベース
NET	neuroendocrine tumor	神経内分泌腫瘍
NIH	National institute of health	アメリカ予防衛生研究所
NP	notmal pattern	正常
NPH	normal pressure hydrocephalus	正常圧水頭症
NPV	negative predictive value	陰性検出率
NS	nephrotic syndrome	ネフローゼ症候群

■ O ■

OEF	oxygen extraction fraction	酸素摂取率
OMI	old myocardial infarction	陳旧性心筋梗塞
OS	osteosarcoma	骨肉腫
OSCGM	ordered subset conjugates gradient minimization	共益勾配逐次近似画像再構成
OSEM	ordered subset expectation maximization	サブセット化期待値最大化法

■ P ■

PA	primary aldosteronism	原発性アルドステロン症
PaCO2	partial pressure of arterial carbon dioxide	動脈血二酸化炭素分圧
PACS	picture archiving and communicating system	医用画像保管管理システム
PaO2	partial pressure of arterial oxygen	動脈血酸素分圧
PBV	pulmomary blood volume	肺血流量
PC	pheochromocytoma	褐色細胞腫
PC	prostatic carcinoma	前立腺がん
PCA	posterior cerebral artery	後大脳動脈
PCNSL	primary central nervous system lymphoma	中枢神経系原発悪性リンパ腫
PD	Parkinson's disease	パーキンソン病
PD	progressive disease	進行（治療効果判定）
PDD	dementia associated with Parkinson's disease	認知症を伴うパーキンソン病
PET	positron emission tomography	陽電子放出形断層
PH	pulmonary hypertension	肺高血圧症
PHA	pulse height analyzer	波高分析器
PICA	posterior inferior cerebellar artery	後下小脳動脈
PMT	photomultiplier tube	光電子増倍管
PP	pulse pressure	脈圧
PPV	positive predictive value	陽性検出率
PR	pulmonary regurgitation	肺動脈弁不全症
PR	partial response	部分奏効（治療効果判定）
PSF	point spread function	点ひろがり関数
PSP	progressive supranuclea palsy	進行性核上性麻痺

■ Q ■

QC	quality control	品質管理

QGS	quantitative gated SPECT	心筋血流機能解析
QOL	quality of life	生活の質
QPS	quantitative perfusion SPECT	心筋血流解析
QSPECT	quantitative SPECT	脳血流定量解析ソフト

■ R ■

RA	right atrium	右心房
RBE	relative biological effectiveness	生物学的効果比
RBF	renal blood flow	腎血流量
RCA	right coronary artery	右冠動脈
rCBF	regional cerebral bloof flow	局所脳血流量
rCBV	regional cerebral blood volume	局所脳血液量
RCC	renal cell carcinoma	腎細胞がん
rCMRO2	regional cerebral metabolic rate for oxygen	局所脳酸素消費量
RI	retention index	集積比
RI	radioisotope	放射性同位元素
RIA	radioimmunoassay	放射免疫測定法
RIS	radiology information system	放射線科情報システム
ROC	receiver operating characteristics	受信者動作特性
rOEF	regional oxygen extraction fraction	局所脳酸素摂取率
ROI	region of interest	関心領域
RPF	renal plasma flow	腎血漿流量
RR	resolution recovery	空間分解能補正
RSD	relative standard deviation	相対標準偏差
RV	right ventricle	右心室
RVHT	renovascular hypertension	腎血管性高血圧症

■ S ■

SAH	subarachnoid hemorrhage	くも膜下出血
SBR	specific binding ratio	特異的結合能比
Sc	schizophrenia	統合失調症
SC	scatter correction	散乱線補正
SCA	superior cerebellar artery	上小脳動脈
SCD	spinocerebellar degeneration	脊髄小脳変性症
SD	standard deviation	標準偏差
SD	semantic dementia	意味性認知症
SD	stable disease	安定（治療効果判定）
SDS	summed difference score	SSSとSRSの差
SG	submandibular gland	顎下腺

SLE	systemic lupus erythematosus	全身性エリテマトーデス
SMA	superior mesenteric artery	上腸間膜動脈
SND	striatonigral degeneration	線条体黒質変性症
SNR	signal to noise ratio	信号雑音比
SPECT	single photon emission computed tomography	単一光子放射型コンピュータ断層撮影
SPM	statistical parametric mapping	統計学的脳画像解析のソフト
SRS	summed rest score	安静時欠損スコア
SSD	semiconductor detector	半導体検出器
SSPAC	segmentation with scatter and photopeak window data for attenuation correction	セグメント法を用いた減弱補正法
SSS	summed stress score	負荷時欠損スコア
SSS	single scatter simulation	散乱線補正法（PET）
STEMI	ST-elevation acute myocardial infarction	ST上昇型心筋梗塞
SUV	standardized uptake value	標準化摂取値
SUVmax	standardized uptake value max	相対的集積の最大値
SUVpeak	standardized uptake value peak	相対的集積の平均の最大値
SVC	superior vena cava	上大静脈

■ T ■

TA	Takayasu's arteritis	高安動脈炎
TAC	time activity curve	時間放射能曲線
TB	tuberculosis	結核
TDCS	transmission dependent convolution subtraction	散乱線補正法
TEW	triple energy window	散乱線補正法
TIA	transient ischemic attack	一過性脳虚血発作
TID	transient ischemic dilatation	負荷時一過性虚血性内腔拡大
TLD	thermoluminescence dosimeter	熱蛍光線量計
TOF	time of flight	時間差測定
t-PA	tissue plasminogen activator	血栓溶解療法
TSH	thyroid stimulating hormone	甲状腺刺激ホルモン

■ U ■

uAP	unstable angina pectoris	不安定狭心症

■ V ■

V/Q	ventilation-quotient ratio	換気-血流比
VA	vertebral artery	椎骨動脈
VaD	vascular dementia	血管性認知症
Vd	distribution of volume	分布容積
Vf	ventricular fibrillation	心室細動
VOI	voxel of interest	立体的関心領域
VR	volume rendering	ボリュームレンダリング
VSA	vasospastic angina	冠攣縮性狭心症
VSD	ventricular septal defect	心室中隔欠損症
VUR	vesicouretcral reflux	膀胱尿管逆流

■ W ■

WHO	World health organization	世界保健機構
WOR	washout rate	洗い出し率

核医学検査ハンドブック

2019年3月30日　　第1版第1刷発行

編　者　大西英雄
発行者　村上和夫
発行所　株式会社 オーム社
郵便番号　101-8460
東京都千代田区神田錦町 3-1
電 話　03(3233)0641(代表)
URL　https://www.ohmsha.co.jp/

印刷・製本　小宮山印刷工業
ISBN978-4-274-22329-7　Printed in Japan